D1716064

la Transformadora Dieta de la Abuela

PROPERTY OF
EAST CHICAGO PUBLIC LIBRARY

RAP 3 2401 00957 8081

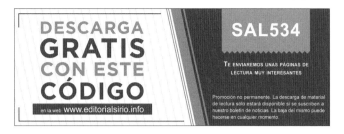

DESCARGA
GRATIS
CON ESTE
CÓDIGO
en la web www.editorialsirio.info

SAL534

TE ENVIAREMOS UNAS PÁGINAS DE
LECTURA MUY INTERESANTES

Promoción no permanente. La descarga de material
de lectura solo estará disponible si se suscriben a
nuestro boletín de noticias. La baja del mismo puede
hacerse en cualquier momento.

Diseño de portada: Jordi Labanda
Diseño y maquetación de interior: Toñi F. Castellón

© de la edición original
2019 Lidia Blánquez

© de la presente edición
EDITORIAL SIRIO, S.A.
C/ Rosa de los Vientos, 64
Pol. Ind. El Viso
29006-Málaga
España

www.editorialsirio.com
sirio@editorialsirio.com

I.S.B.N.: 978-84-17399-73-3
Depósito Legal: MA-230-2019

Impreso en Imagraf Impresores, S. A.
c/ Nabucco, 14 D - Pol. Alameda
29006 - Málaga

Impreso en España

Puedes seguirnos en Facebook, Twitter, YouTube e Instagram.

Cualquier forma de reproducción, distribución, comunicación pública o transformación de esta obra solo puede ser realizada con la autorización de sus titulares, salvo excepción prevista por la ley. Diríjase a CEDRO (Centro Español de Derechos Reprográficos, www.cedro.org) si necesita fotocopiar o escanear algún fragmento de esta obra.

SP
641.01
BLA

LIDIA BLÁNQUEZ

AUTORA DE "DEL AYUNO A LA CONCIENCIA"

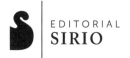

PRÓLOGO DE ANA MARÍA LAJUSTICIA

EDITORIAL
SIRIO

«No entiendes realmente algo a menos que seas capaz de explicárselo a tu abuela».

Albert Einstein

«La evolución es la fusión del conocimiento con la sabiduría».

Lidia Blánquez

ÍNDICE

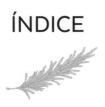

AGRADECIMIENTOS

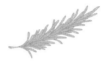

A mi marido por su gran amor, generosidad y la entrega incondicional de su vida a mi propósito de existencia. Por su falta de pereza en la cocina y por su permanente disposición a nutrirnos y amarnos a través de ella. Desde siempre y para siempre, muchísimas gracias por quererme tanto y tanto. Te amo, gracias.

A mis maravillosos y grandes maestros que son mis hijos por su comprensión, tolerancia y gran respeto hacia mi labor y mi entrega al mundo. Espejos mágicos, os amo hasta el infinito y más allá.

A mi padre, mi inmenso y precioso entrenador personal, que ofreció y ofrece su vida por su gran amor a nosotros. Me encantaba cómo nos cocinabas de pequeños. Muchísimas gracias, papi, por tu humildad y enseñanzas. Te quiero muchísimo.

A mi genuina y gran madre sabia por mostrarme que en la vida todo es posible y que solo con mostrar interés y

amor hacia las pequeñas cosas se puede conseguir todo y
más. Nos admiramos mutuamente. Tienes pasión por alimentarnos a todos, y lo haces con todo lo que eres capaz
de crear y con tu capacidad de sorprendernos. Muchísimas gracias, mami; te quiero muchísimo.

A toda mi gran familia, que está muy unida (suegros,
hermanos, cuñados, sobrinos, etc.), por vuestro amor y
comprensión, y por la paciencia que tenéis conmigo. Gracias por ser el mayor campo de entrenamiento de todo lo
que he aprendido, símbolo de valores y tesoro que preservar por el profundo sentido humano que contiene. Os
quiero.

A mis sabios abuelos, que en el pasado y más allá de lo
tangible me han enseñado tantísimo. Muchísimas gracias
por vuestro amor y respeto, siempre.

A mi maestro de mi amada enseñanza Zen, desde el
amor incondicional, por todo lo vivo que compartió con
la humanidad y que sigue presente en cada uno de nosotros. Muchísimas gracias, pues intento honrar lo que me
recordaste a través de mis actos y mi conciencia diaria.

A todos aquellos que caminaron junto a mí en algún
momento de mi existencia y que mencioné en mi anterior
libro *Del ayuno a la conciencia*. Muchísimas gracias por lo
generosos que habéis sido conmigo.

A todos aquellos que me acompañan en el momento
presente y muestran el gran amor incondicional que sienten por mí y por lo que verdaderamente soy:

Especialmente a mi querido y admirado Jordi Labanda, maestro de sabiduría eterna y persona de gran sensibilidad y conciencia, con unos principios y valores que

ha sabido preservar más allá de los tiempos. Gracias por aportar tanta magia y elegancia con tu maravilloso estilo y los magníficos diseños que se han materializado como las fantásticas botellas de mis caldos, las magistrales cajas de mis infusiones, mi preciosa web de Lidiabiosalud y mis futuros brebajes y formulaciones. También por tu apoyo a la hora de dar forma a mi escritura y hacerla más inteligible para el mundo. Gracias por proteger la matriz de la vida y darle color; imprimes tu alma a todo lo que tocas y creas. Muchísimas gracias, querido Jordi, por querernos tanto a mí y a la vida.

A Ingrid, mujer de amor incondicional infinito que me ha apoyado en todo momento en la creación de este libro por medio de entregarme su tiempo, presencia y paciencia. Muchísimas gracias por ser una campanilla llena de frescura, entusiasmo, magia y luz, y por tu alma noble y sincera. Eres un amor y lo sabes.

A Ana María Lajusticia, mujer a la que profeso admiración infinita por su buen hacer con la vida y por su entrega, tenacidad, persistencia, coherencia y más cualidades. A sus 94 años, es un ejemplo de vida y un tesoro viviente de la humanidad. Es como una niña maravillosa que ve diariamente, en sus libros de bioquímica, una nueva posibilidad para aliviar el sufrimiento de los humanos. Transmites esperanza, ilusión y amor por la vida. En nuestra conversación vislumbré tu preocupación por el futuro inmediato de la salud y por la necesidad de cuidarse mucho para mantenerla. Has aportado tanto al bien común que eso te hace maravillosamente grande. Maestra, es para mí un verdadero honor que hayas escrito el prólogo de este humilde libro, al que honras con tu presencia y sabiduría. Muchísimas gracias, siempre.

A mi equipo maravilloso y genuino de Lidiabiosalud por su amor incondicional y angelicalmente humano. Actualmente lo configuran Ana, Emérita, Manuela, Rosa y Paula. Nuestro propósito fue crear el cielo en la Tierra y lo hemos logrado. Amáis a las personas sin límites, os entregáis, lo dais todo y más. Todo el mundo se nutre de ello y siente que ha llegado a su casa cuando entra por la puerta. Trabajáis por la coherencia y el amor a la vida y por ello sois un faro de luz en la noche oscura del alma para tantas y tantas personas. Sois maravillosas y es un honor para mí compartir, como familia, la vida con todas vosotras, y que crezcamos juntas en el ejercicio del propósito de vida con el que estamos comprometidas. Os quiero desde siempre, más allá de los tiempos. Somos una. Y también somos uno con los guardianes de las puertas, Santi y Jordi, a quienes queremos por cuidar con tanto amor de nuestro día a día.

A personas como Anna, con quien nos reímos tanto con el concepto de envasar a la abuela; a Maleni (mi ángel), a Jérome y a Mamacita por su amor incondicional; a Blanca por cuidarnos personalmente con tanto amor; a Alejandro, Rubén, Imma, Dolors y Tote.

A los grandes y sabios maestros que me enseñaron y me enseñan tantas cosas: Teresa F., Josep P., Marysol S., Marie C., Pablo, Montserrat P., Isabel B., Isabel C., etc.

A Antonio de Sirio por seguir dándome la oportunidad y confiando en mí, donde quiera que esté, a través de su amada Pilar, Gracia y su maravilloso equipo (Giovanna,

Francesc, etc.). Y a Vicky de Nirvana, en México, por su apoyo incondicional.

A todos mis maravillosos libros de vida que son mis pacientes. Mencionaré solo unos cuantos, entre los muchísimos que podría citar de muchos países: Paula, Albert, Teresa, Beatriz, Franco, Lindsey, Kathya, Fina, Yolanda, Isabel, Natalia, Ivana, Anna, Josep, Kamal, Isabel, Maria, Sergio, Elena, Luis Enrique, Charo, Francina, Julia, Andreu, Pilar, Ariadna, Laura, Cande, Adela, Ricardo. Gracias de todo corazón.

A las sabias abuelas guardianas de las recetas que ofrecieron medicina y consuelo a tantas personas desde el principio de los tiempos. Ellas son las responsables de haber cuidado de la vida y las portadoras, a través de su cocina, de nuestras tradiciones y costumbres más sagradas, parte de las cuales han llegado hasta el día de hoy. Muchas gracias.

A todos aquellos que apuestan por la creación de mi futura Fundación, que ayudará a personas sin recursos a tener acceso a los remedios de medicina natural que necesiten.

A Internet, que me ha acercado a otras culturas y tradiciones a través de mis maravillosos pacientes de muchas partes del mundo.

A la vida, al universo, a Dios, a la fuerza creadora que me hace sentir que estoy viva más allá de los tiempos a través de todo el mundo y de todos aquellos que me rodean. Muchísimas gracias por darme cada día la oportunidad de seguir al servicio de la vida.

Y a ti, lector. Ahora y siempre, tu felicidad es mi felicidad.

PRÓLOGO

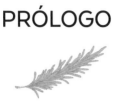

Agradecida a Lidia Blánquez por la consideración que tiene hacia mí, incluso abrumada por sus elogios, dedico unas palabras a presentar el libro que tienes entre las manos, que estoy segura de que te va a encantar.

Comulgo con Lidia en muchas cosas pero, sobre todo, cuando dice que la dieta es algo aburrido.

Antiguamente hacer dieta era comer de forma limitada debido a una enfermedad, pero hoy en día hacer dieta es algo casi cotidiano, y está asociado a una especie de castigo; la palabra *dieta* incluso resulta malsonante.

Lo primero que las abuelas supieron que era saludable restringir fue la sal. En cuanto a las grasas, antiguamente ya se sabía que engordaban, pero la gente las comía, con la idea de que eso les permitiría sobrevivir y preservar la salud si venían épocas de escasez. Estoy pensando en las guerras carlistas, en las que realmente faltaban los alimentos y la gente engordaba para cuando dejara de haber. De hecho, en Alemania se buscaban las mujeres más gruesas porque duraban y aguantaban más; eran como una bendición para las épocas de hambre.

Tener conciencia de que los tiempos han cambiado es fundamental para comprender que estamos en otro momento de la historia de la humanidad y que nuestra evolución dependerá del uso que demos a los alimentos según el sentido que tiene cada uno de ellos en nuestra vida.

Es cierto que a las personas mayores nos gusta seguir las tradiciones y preparar y comer lo que se hacía en casa de nuestras madres y abuelas. Ellas vivieron en una época en la que nadie pensaba que la mantequilla era una grasa saturada que, además, contenía colesterol (un auténtico desconocido para nosotros hace setenta años). Pero nos gusta seguir tomando lo mismo que entonces en una época en la que no lavamos la ropa ni la vajilla a mano, ni tendemos las sábanas y toallas con el esfuerzo que había que hacer entonces por la cantidad de agua que llevaban; además, la ropa que usamos abriga de verdad, y tenemos calefacción tanto en los vehículos en los que nos movemos como en los lugares a los que vamos.

¿Qué nos toca hacer en consecuencia? Traducir las recetas de entonces a un idioma más evolucionado. Las recetas ancestrales seguirán siendo prácticamente las mismas, pero cambiaremos las grasas saturadas por aceites, reduciremos la cantidad de azúcar en los postres y, sobre todo, informaremos hasta la saciedad sobre qué significa hoy en día llevar una alimentación saludable, dadas las circunstancias de los tiempos en los que vivimos.

Ana María Lajusticia

INTRODUCCIÓN

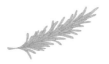

VOLVER A LOS ORÍGENES

En los tiempos actuales se está alterando y perdiendo la semilla original que yace en todos los humanos y que nos hace genuinos. Esto nos lleva a la degeneración como especie, que se concreta en manifestaciones como el cáncer a nivel físico, y como la individualidad (y la consiguiente soledad) a nivel emocional.

La sociedad actual es mucho más débil que las anteriores, en general, y en todos los niveles de la existencia. Hay muchas más enfermedades degenerativas y crónicas, e incluso la calidad del esperma del hombre ha bajado muchísimo, a partir de la carga tóxica que alberga el organismo del ser humano moderno.

La sociedad corre más que nuestros cuerpos. Todo lo exterior ha evolucionado muy deprisa, pero las células básicas de nuestro cuerpo siguen estando como estaban hace ya unos años, y para adaptarse a lo nuevo se necesitan otros tantos años. Estamos hablando de mucho, mucho tiempo. Así que más nos vale tomarnos las cosas con calma, porque si nos sobreesforzamos para mantener el ritmo de los tiempos, vamos a descarrilar. La estrategia tiene que ser otra.

Para resituarnos y avanzar con sentido, antes tenemos que pararnos, recargarnos de la información en positivo que nos hizo llegar hasta aquí y, con humildad, reconocer todo lo que corre por nuestras venas. Hay que rescatar todo lo que hemos heredado a través de los tiempos, pues nos dio la fortaleza y la vida que nos han permitido estar aquí hoy.

En cierto sentido, hay que volver a los orígenes. Esto significa caminar sobre nuestros pasos recogiendo todo lo que nuestros ancestros dejaron de legado. Pues negar que gracias a lo que fuimos estamos hoy aquí es casi ridículo. De una forma u otra contenemos genéticamente las cargas de nuestros antepasados, y es con esta sabiduría heredada e innata que debemos conectar a través de la propia intuición. En nuestros días toca rescatar lo más puro de nuestros abuelos y su medicina tradicional, que era sobre todo preventiva.

Cuidarnos es nuestra obligación para dejar de ser una carga para nuestra pareja, nuestros hijos, nuestro jefe, el estado, el mundo. Ello pasa, entre muchas otras cosas, por alimentarse de manera óptima. Esto es posible y más fácil hoy en día, pues antes había que basarse en gran medida en la intuición para comer de forma saludable, mientras que hoy tenemos un amplio conocimiento de todo lo que contienen los alimentos.

PRESERVAR LO GENUINO Y ORIGINALMENTE HUMANO

Preservamos la genética original de las semillas creando bancos para estas, pues el uso de transgénicos, pesticidas y la «plaga humana», entre otras cosas, están destruyendo lo genuino. ¿Y las semillas originales de los humanos? ¿Las estamos guardando? ¿Qué es lo que nos hace humanos? ¿Cómo podemos preservar lo genuino y originalmente humano a través de los tiempos? ¿Se puede envasar nuestra esencia? ¿Quizá congelarla? ¿Te has parado a pensar en hacerlo? ¿Te has sentido responsable de esto, igual que reciclas tu basura y tienes conciencia de ello para preservar la Tierra?

Podemos conservar ese algo que nos da la vida, nos conecta, nos mueve, nos conmueve y nos hace evolucionar si somos capaces de tomar conciencia de ello, somatizarlo y anclarlo en nosotros en el día a día. Hay que cocinarlo diariamente, comer de ello y darlo a los otros. Para poder hacer esto, hay que SER.

Y ¿qué es SER? Para «elaborar el caldo llamado SER» tienes que usar ingredientes tales como el amor incondicional, la conciencia, la sabiduría, la honestidad contigo mismo, el perdón, la aceptación, la comprensión, la confianza, la benevolencia, la tolerancia, el respeto, la libertad (desde el punto de vista de dejar de juzgar), la humanidad, etc. Este «caldo» debes tomarlo todos los días antes, durante y después de las comidas.

Si todos hacemos y tomamos esta bebida, que es una expresión de lo que verdaderamente somos, la especie humana y aquello que nos envuelve podrá seguir viviendo en este planeta. Lo demás es ciencia ficción. Es cuestión de ponerse a ello, de ejercer la voluntad y trabajar los ingredientes mencionados cada día, pues son los que alimentan realmente el alma. Estos ingredientes nos hacen ser poderosos, sentirnos imbatibles, comernos la vida, pensar sin límites, vivir fluyendo de forma más libre, sentir felicidad a causa de la plenitud que tenemos dentro, ser expansivos, sentirnos infinitos y unidos a todo y a todos, amar todo lo vivo, vivir con salud, aceptar todo...

Todos los ingredientes de los que estoy hablando los tienes en tu interior, así que para hacer el caldo solo tienes que poner la olla al fuego y remover continuamente, para activarlos. Mientras lo haces, sé consciente de que eres un cosmos inmenso y lo tienes todo. Cuando tu caldo esté hecho, sirve un cucharón a todo el mundo, para que podamos alimentarnos todos.

De hecho, este es el comportamiento que tienen las células que te componen, todo el rato: ellas van dando todo lo que son para que vivan las demás. Date cuenta de cuánto amor y cuánta generosidad hay en ti expresándose en tus células. ¡Vaya ejemplo nos dan! Al estar dándolo todo para el bien común y la armonía y el equilibrio del conjunto, el resultado es la salud. Lo veo todos los días con la ayuda de mi microscopio, y es fascinante.

Todos somos uno.

CÓMO ESTÁ ESTRUCTURADA ESTA OBRA

Este volumen está dividido en tres partes. En la primera se reivindica la herencia de sabiduría de nuestros abuelos, en la segunda se tratan cuestiones alimentarias y en la tercera se abordan temas de salud.

Este no es un libro de cocina, a pesar de que contiene un plan de comidas y una gran cantidad de recetas. En esta obra, hay que entender *dieta* en un sentido muy amplio; incluye no solo una forma de comer, sino también una forma de entender la vida y manejarse en ella. La dieta que aquí se plantea no es solo alimentaria, sino que también abarca los ámbitos emocional, mental y espiritual. Y el de la salud, por supuesto.

Primera parte

CUSTODIAR EL TESORO

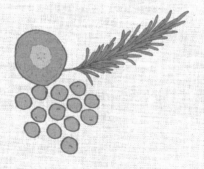

1

EL RESCATE DE LA SEMILLA
ORIGINAL

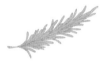

E mpezaré por contar una historia anecdótica que viví
con un viejo árbol hace ya unos ocho o nueve años.

Meditando, tuve una visión. Me adentraba en una
selva y allí encontré, entre unas enredaderas, los muros de
un antiguo templo maya. Seguí caminando, hablando con
un paciente mío. Pasamos por un desfiladero de piedras
y salimos a un pequeño escampado donde nos sentamos
alrededor de una especie de roca en forma de rueda de
carro, que estaba como por debajo de una pirámide maya,
casi invisible entre la maleza. Alguien vino a preguntarnos
qué queríamos, y mi paciente pidió un licor de avellanas.
Iba a tomarlo cuando de pronto alguien tocó mi hombro
y me dijo: «Tú buscas a los originales, y estos los encontrarás en Tule». Mientras me decía esto, unas saetas de fuego
pasaron por encima de nuestras cabezas. De hecho, tuve
que agacharme para evitar que me diese una.

Jamás había visto ni oído esa palabra. Me quedé muy sorprendida. Salí de la meditación, agarré el teléfono y busqué la palabra *tule* en Wikipedia.

Descubrí que *tule* significaba 'árbol de la iluminación'. Su nombre científico es *Taxodium mucronatum* y el ejemplar más famoso del mismo estaba situado junto a la iglesia de Santa María del Tule. Es un portento de la naturaleza; tiene unos 2.000 años de edad y mide más de 42 metros de altura. Este sabino (también conocido como ahuehuete) está situado en el estado de Oaxaca, en México, y es famoso por el excepcional diámetro de su tronco, 14,36 metros (el mayor del mundo), y alcanza una circunferencia de 45 metros, que difícilmente puede ser abarcada por 30 personas tomadas de la mano. ¡Puede dar sombra a unos 500 sujetos!

Miré hacia arriba y dije: «Jefe —como le llamo yo al universo—, te entrego esto, y si tengo que buscar a los originales, cuando esté preparada allí me llevarás».

Lancé eso al Jefe y dos años después me llevaba hacia allá: invitada por Editorial Sirio, fui a México a presentar mi primer libro, *Del ayuno a la conciencia*. Previamente a la presentación del mismo en Ciudad de México fui a Oaxaca. Antes de ver el gran árbol, el corazón ya me latía con fuerza. Sentí como si algo me atrajese a él como un imán, pero estaba lejos todavía. Cuando desde la distancia divisé esa maravilla enorme, imponente en altura y presencia, me saltaron las lágrimas, debido a su belleza. Entonces me acerqué a él, me arrodillé y toqué una de sus enormes raíces. ¡Llevaba tanto tiempo esperando ese momento!

Se hizo un enorme vacío en mi cabeza, pues sentía una emoción muy fuerte en el corazón, seguida de una presión incluso mayor. Sin poder apenas controlarlo, puse mi frente sobre la raíz, y de pronto ¡él se comunicó conmigo! Me transmitió lo siguiente: «Comunica, habla con los pueblos, porque han olvidado lo que son. Han olvidado su esencia, su especie original. Deben preservar sus orígenes y sus semillas cada uno de ellos; volver a sus raíces y compartirlas, pero sin perderlas. Desde la paz».

Quedé absolutamente anonadada. La situación me pareció una locura y pensé: «¿A quién le cuento esto y cómo lo hago?». Pero si algo he aprendido en esta vida es que las locuras son las que nos llevan a evolucionar, así que decidí fluir y ver adónde me llevaba aquello.

Emocionadísima, con confusión en la mente y entusiasmo en el corazón, me levanté y abracé a mi marido como si no hubiera un mañana y a dos amigos maravillosos mexicanos. Di vueltas alrededor del gran árbol y «oí» otra voz: «Honra al hijo como honras al padre». El mensaje procedía de otro árbol más pequeño que estaba cerca; era uno de los hijos del árbol grande, que había nacido a su lado. Abrumada, salí corriendo a abrazarlo.

Después, durante las entrevistas que me hicieron en la televisión, la radio y otros medios de comunicación en Ciudad de México, sentí toda esa fuerza del tule en mí. Al enterarme de que México es el país con un índice mayor de diabetes del planeta, por encima incluso de los Estados Unidos, no pude contenerme y los animé a cambiar las cosas, a recuperar sus raíces, su esencia, su originalidad, que debían al mundo... Los periodistas me preguntaban por el ayuno y yo les soltaba una de «originales».

Había visto sus maravillosos campos de maíz de todos los colores y quise expresarles la maravilla que sería para ellos regresar a sus orígenes, plantar y comer maíz no transgénico. «La tierra necesita que sigáis preservando lo original y que lo compartáis con el mundo», les decía. Y también: «Cada uno nacemos en un lugar para preservar y compartir lo que somos con el resto de los humanos». «Vosotros en este país maravilloso tenéis en cada esquina personas que son como ángeles que hacen jugos naturales con vuestras frutas maravillosas y variadas, frutas del paraíso. Fruta recién cortada para que vosotros la comáis y os nutráis de una tierra rica y fértil». «Tenéis una tierra tan fértil que se cae una semilla al suelo y brota sí o sí».

Hay que regresar a la esencia. Tenemos que evitar que en el mundo todos vistamos a partir de lo que nos proporcione una gran compañía de ropa, que todos amueblemos nuestras casas con muebles procedentes de la misma gran empresa, que todos bebamos lo que nos ofrece la misma gran compañía de bebidas refrescantes y que todos comamos lo que nos vende la misma gran corporación de bollos y panes.

Cuando viajas a un país vas a experimentar la energía del lugar. De esa tierra emana una historia de vidas pasadas, de las tribus y pueblos que han residido allí. Eso es lo que te inspira, lo que te impregna. De algún modo te reconectas a una parte de ti mismo que está allí de manera consciente. Toda esta experiencia ¿está escrita? Hay que vivirla.

Es como si la Tierra fuera un ser enorme y cada continente fuese análogo a un gran órgano (para mí, América Central y Sudamérica representan el corazón, Europa la cabeza, Asia el hígado, etc.). Partes de los órganos estarían representadas por los países, y las comarcas serían las células. Las ciudades y pueblos serían los microorgánulos del interior de las células.

Mi querido y admirado Roy Little Sun trata a la Tierra como un ser y siente que los humanos deberían recordar cuáles son sus alimentos principales y tomarlos para volver a ser poderosos y vibrar y vivir desde ahí. De esta forma el ser de la Tierra empezaría a vibrar más fuerte, a través sus órganos y microorgánulos, y a recuperarse. Quizá podríamos rescatar lo perdido y fusionarlo con lo mejor de la tecnología en favor de la evolución.

Comprendo que en el mundo han desaparecido los límites y que tenemos ganas de viajar, saber idiomas, aprender costumbres desconocidas y saborear recetas exóticas. Es maravilloso tener la mente abierta, aprender y compartir, pero tiene que haber una serie de humanos que preserven lo original de cada lugar. Si no eres de estas personas, como mínimo puedes apoyar a las familias que velan por esta preservación; puedes comprar sus productos de artesanía en ferias y mercados, y apoyar los pequeños comercios. Aunque estoy convencida de que hay que ir todavía más lejos y rescatar el SER ORIGINAL HUMANO, LA SEMILLA ORIGINAL.

Curiosamente, las investigaciones y prácticas que se llevan a cabo con las células madre tienen que ver con recordar su origen al cuerpo. En el futuro, se recordará al cuerpo cuál es su imagen original, primaria, para que pueda sanar. De algún modo se captará la información esencial de cada célula u órgano y se eliminará la información que hayan recibido que les habrá hecho degenerar y distorsionarse. Esto se logrará por medio de aplicar determinadas energías o frecuencias.

En cualquier caso, hay unos seres muy especiales y próximos en los que podemos encontrar el eco del origen: los abuelos y abuelas conocedores de las tradiciones y costumbres de los lugares.

En un mundo en el que los cambios se suceden a velocidad de vértigo, aquellos que preservamos conscientemente y en cierta medida las raíces de nuestros abuelos y las hemos incorporado de alguna forma a nuestra vida seguimos aquí en pie. Nos adaptamos, y a la vez desafiamos en cierta manera a un futuro que avanza rechazando y pisando el pasado y todo lo ancestral sin consideración alguna.

2

LOS ABUELOS, TESOROS DE SABIDURÍA

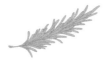

¿QUÉ DESPRENDEN LOS ABUELOS QUE TANTO BIEN NOS HACE?

En primer lugar, los abuelos desprenden sabiduría vital. Para mí, la sabiduría es toda la experiencia que hemos vivido que nos convierte en sabios justamente por eso, porque la hemos experimentado. Cualquier persona que sobrepase mi edad, aunque sea por poco, me merece un enorme respeto; no tanto por lo que pueda saber como por el hecho de que si lleva un año más que yo experimentando en este mundo es un año más sabia que yo, y esto es sagrado para mí.

Los abuelos son las personas a las que nos conviene consultar cuando tenemos un problema, pues tienen una plenitud de vivencias que nos aportan calma y pueden ayudarnos a seguir adelante.

Mucha gente me dice que los abuelos también han tenido sus miedos. Esto es así, pero, curiosamente, se los transmiten más a sus hijos que a sus nietos. Muchos abuelos frenan a sus hijos y los disciplinan y advierten para que sean más cautos y prudentes de lo que fueron ellos. En cambio, con sus nietos conectan con el niño que ellos de una forma u otra se permiten rescatar.

Decía mi querido Jean-Pierre Garnier Malet: «Si un niño no duerme ponlo a dormir con su abuelo, y si un abuelo no duerme ponlo a dormir con un niño». Tenía toda la razón. ¿Quién no ha tenido a su hijo en sus brazos llorando como un energúmeno y ha llegado la abuela o el abuelo y lo ha dormido en un instante, como por puro arte de magia? El «milagro» lo obra la energía del abuelo, sin lugar a dudas, pues los abuelos son la sabiduría revelada y los nietos contienen la sabiduría que van a experimentar pero que todavía no ha salido. A los niños les alucina y les atrae sin duda esa cantidad de información que llevan los abuelos en su memoria RAM, que detectan desde la intuición.

Cuando era niña me pasaba el tiempo hablando con las personas más mayores que yo; me fascinaban. Siempre me decían que parecía una vieja. En vez de jugar con los niños me iba con sus padres o abuelos a hablar. Me parecía que decían cosas más interesantes y me entendía mejor con ellos. Era como si todo lo que ellos tenían dentro yo también lo tuviera de una manera u otra y así lo comprendiese.

Los abuelos son como amuletos sagrados para las familias que, si se les da amor, brillan con más fuerza. Muchos callan, escuchan y solo hablan cuando tienen algo que decir. Entonces manifiestan su sabiduría, y es maravilloso.

Admiro tanto a los abuelos que cuando vienen a mi consulta los recibo como si viniera Dios a verme; siento un verdadero respeto por ellos. Cuando entran, pienso: «¡Guau!, una vieja galaxia viene a mostrarme todo lo que contiene con su presencia y su vibración. ¡Qué suerte la mía!».

Mis padres y suegros se muestran muy cómplices con mis hijos, que ya están crecidos; les dan consejos sobre la vida y sobre sus propios padres, a quienes tanto conocen. Anteriormente les habían enseñado costumbres, tradiciones y mil manualidades. Uno de sus abuelos los había llevado de excursión en fila india por el monte, y en ese contexto les había enseñado canciones de la mili o villancicos. Durante las vacaciones de verano, a mi hijo le encantaba ir con su abuelo y sus amigos a caminar por la montaña y escuchar aventuras y vicisitudes de la vida.

¡Cómo se desviven los abuelos por comprarles lo que más les gusta a los nietos o por prepararles pasteles o magdalenas cuando van a verlos! Se ponen a jugar a las cartas o de pronto todos se ponen a saltar a cuerda, recordando los viejos tiempos.

Toda esta convivencia es una verdadera bendición. Mi hija siempre me dice que sin los abuelos no podríamos vivir, pues saben hacer absolutamente de todo. Y me pregunta: «Mamá, ¿qué haremos cuando falten los abuelitos?»... Y es que siempre están para cuando realmente se les necesita. Cuando los abrazas, es de las cosas que más llenan de la vida.

Los abuelos contienen tanta información que muchas veces no tienen ni que hablar para que los demás puedan captarla. La llevan en sus venas y emana de ellos en forma de una especie de energía. Algunos estamos por la labor de abrazar esa energía y fusionar la sabiduría de los abuelos con la nuestra, a partir de la comprensión de que sumamos si lo hacemos.

Para mí, los abuelos son como viejos árboles en los que cada anillo es una historia diferente por contar. Observa un árbol viejo. ¿Qué te dice? ¿Qué desprende? Tenemos que aprender a escuchar de una forma verdadera.

Los abuelos pueden hablar más de política que muchos estudiosos pues la han vivido directamente en la calle, durante muchos años. Deberían participar como sabios que aportan su presencia en los actos donde se requiera sabiduría y experiencia y deberíamos escucharlos con humildad y veneración en vez de apartarlos tanto de la sociedad. Los necesitamos presentes y respetados en una sociedad que está olvidando su procedencia, sobre todo en Occidente, dónde, debido al ritmo de vida que llevamos, los dejamos fuera de nuestras vidas.

LO QUE LOS ROBOTS JAMÁS TENDRÁN

Todos hemos experimentado que nos sentimos empoderados y llenos de sabiduría cuando hablamos con una persona sabia. Hay que venerarla y escucharla porque parte de la experiencia, cosa que un ordenador jamás tendrá.

Por muchos avances que se consigan en robótica a través de innumerables programas que copien lo humano, el alma y la conexión es algo por lo que podrán suspirar los robots del futuro.

Ya existen en Japón chefs robots que preparan el *oko-nomiyaki* (*pizza* japonesa) como nadie. En Suiza han desarrollado el robot Chief Cook, que además de preparar las mejores tortillas de jamón y queso en tiempo récord, con un par de veces que vea a un chef preparar una receta puede reproducirla en pocos minutos y con absoluto rigor. También se están creando unas impresoras 3D capaces de imprimir productos comestibles de cualquier receta. Contarán con una gran base de datos y se podrán personalizar, por ejemplo, si la persona tiene intolerancias, alergias, carencias nutricionales, etc., con una precisión extraordinaria en cuanto a los diseños, las cantidades y otros aspectos.

Lo que está clarísimo, y eso me da paz, es que pase lo que pase a los robots siempre les faltará ese ingrediente que, por mucho que lo aprendan, viene de una parte más elevada del propio ser, que es el alma.

La tecnología avanzará, pero los seres vivos son los seres vivos. Tendremos que ser capaces de preservar trabajos que les cueste hacer mejor a una máquina, como los del ámbito de la artesanía, donde cada cosa que se hace es genuina y contiene la vibración de un ser vivo.

Ahora bien, nos veremos fácilmente superados por los robots si renunciamos a nuestro componente humano. Debemos preservarlo y potenciarlo, y para ello es necesario que rescatemos «las raíces de nuestros abuelos», todo su conocimiento y sabiduría. Y eso solo podremos hacerlo a través de nuestra conciencia y experiencia.

ENVASAR A LA ABUELA

La sabiduría popular nos ha traído aquí, al día de hoy. Negar nuestras raíces es negarnos a nosotros mismos como especie. Y es propio de mentes ridículas e inexpertas apartar de nuestro lado esa sabiduría, que es producto de la supervivencia y del ensayo y error practicado por los sabios antiguos.

La tecnología es genial para nuestras vidas (según el enfoque que se le dé), pero hay que preservar la esencia de los abuelos urgentemente, pues hay el riesgo de que la semilla humana original deje de existir y dejemos de saber quiénes somos y todo lo que podemos llegar a hacer.

De la misma manera que se han creado los bancos de semillas para preservar las originales frente a la invasión de híbridos y transgénicos, debemos conservar los ancestros para que nuestros cuerpos físico, emocional y espiritual sigan manteniendo su esencia.

«Envasar a la abuela» supone, para mí, recopilar las tradiciones, las costumbres, lo que hemos sido, y consumirlo hoy en día. Así se preservará como una medicina que vibre viva dentro de todos nosotros y que las futuras generaciones podrán disfrutar. Solamente si preservamos esta vibración podremos sentirnos realmente vivos en esencia.

La comida tradicional de los lugares es uno de los ámbitos en los que se mantiene viva la vibración. Por ejemplo, cuando estuve en México, estaba tan abrumada por la cantidad de información que allí recibía que sentí transmitírsela a la gente. Para ello necesité comer como los lugareños, para meter México dentro de mi piel y experimentar su sentir en mi interior. Así podría expresarme de una forma que me permitiese ser comprendida.

Cuando comes lo mismo que otro, puedes comprenderle con mayor facilidad. Compartir la comida hace que todos vibren de la misma forma. Era por algo que las abuelas reunían a sus hijos y nietos alrededor de la mesa.

Envasar a la abuela es como meter su esencia dentro de un frasco de cristal y, como si se tratara de caviar iraní o del mejor de los tesoros, guardarla y consumirla en pequeñas dosis para seguir siendo humanos verdaderos en un mundo arrollador. Significa comer comidas tradicionales, volver a hacer caldos de cocción lenta, regresar a las costumbres, los valores y los principios intemporales e ir bebiendo de ese elixir de vida, de manera que nos vayamos llenando más de respeto y amor por nuestros semejantes.

Hay que volver a la tierra y pedir a los agricultores que trabajen de la forma más ecológica posible y que preserven las semillas originales para todos nosotros, pues son nuestras verdaderas joyas vivas.

3

PRESERVAR LOS VALORES QUE NOS HACEN SER HUMANOS Y TENER PAZ EN LA MENTE. TRUCOS DE LA ABUELA PARA LLEVARLO A CABO

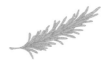

Muchos niños y adolescentes se sienten tan perdidos que no creen en nada, ni siquiera en ellos mismos. Esto les genera un vacío existencial que los lleva a probar las drogas para experimentar otras realidades, y, en algunos casos, su experiencia desemboca en el suicidio. No creen ser nada más allá de aquello que ven el espejo; les falta la magia aunque, en el fondo, todos sueñan con ella. Aquello que ven en el espejo lo comparan con lo que ven en los demás, y se sienten siempre inferiores. Este es uno de los males del mundo, la baja autoestima. Es preocupante, porque los jóvenes son el futuro en el presente.

A los abuelos les inquietan estas cuestiones, que ni tan siquiera comprenden. Dicen «¡Aaaayyy, las maquinitas!»

refiriéndose a la falta de presencia de los niños, y ahora también de los adultos.

Estamos abstraídos, y esto nos hace más vulnerables. Nos estamos robotizando al darle tanto protagonismo a la mente, que funciona como un sistema operativo muy complejo. Vivir desde esta posición nos ha vuelto inmunes a las imágenes de guerra, pobreza, sufrimiento, etc.

¿Cómo podemos ayudar a los niños o adolescentes que se enfrentan a ese vacío, o a nosotros mismos? Diciéndoles (diciéndonos) que jamás abandonen la fe y la confianza en sus capacidades y los dones que les vienen dados. Y que crean en algo más que en ellos mismos para así subir su vibración personal: en el universo o en algún tipo de conciencia superior, aunque no quieran relacionarla con ninguna religión. Hay que invitarlos a que crean en algo que les alimente el alma, a que se conviertan en el conductor del vehículo, para que dejen de estar controlados por sus mentes, perturbadas por la gran cantidad de información que reciben cada día.

Creemos todo lo que vemos. Esto da mucho juego a quienes quieren manipularnos para vendernos cualquier cosa. Las ideas invasoras pueden llegar en forma de virus, y distorsionar tanto nuestra mente que nos hagan ser otra persona de un día para otro. Los virus, cuando se instalan, tienen un proceso de reproducción muy acelerado y nos hacen creer que somos alguien que ni tan siquiera reconocen los demás. Nuestros jóvenes deben engancharse a la vida para disfrutar, amar, sentir la magia, pero para eso tenemos que engancharnos nosotros los primeros, para dar ejemplo. Nuestras acciones son el reflejo de lo que somos y deben tener una coherencia infinita.

Tengo tanta confianza en lo que somos que estoy segura de que, a pesar de que todo evoluciona a velocidad de vértigo, podemos, a través de nuestra conciencia, ralentizar la aceleración del proceso. Hacer esto es como ver a alguien que se va a caer y acompañarlo al suelo agarrándolo, aunque ni siquiera podamos con él. Al menos frenamos su caída y evitamos que se mate.

Ahora te voy a transmitir algunos trucos de la abuela para hacer esto posible.

¿SABES AMAR AL MUNDO TAL COMO ES?

¿Cuántas personas lo hacen? ¿Tú lo haces? ¿O quieres cambiarlo y que sea como tú crees que debería ser? ¿Has aprendido a respetarte y amarte por lo que eres? ¿Sabes manifestar tus propias necesidades? Comunícalas con amor, pero comunícalas.

Es hora de que sientas que puedes hablar sin miedo a ser juzgado, porque amas y respetas lo que eres y lo que son los demás. La falta de comunicación por miedo al juicio se ha de acabar, ya que nos estamos perdiendo muchísimas cosas, tanto de nosotros mismos como de las otras personas.

Es muy importante que sepas quién eres. Ten muy presente que lo que eres no tiene nada que ver con toda la basura mental. Lo que eres es amor.

El amor es salud, la fuerza interior que genera la alta vibración que es capaz de transformar lo peor de este mundo en belleza. Y todos nuestros sentidos pueden palparlo. Si no lo crees, aquí está la muestra: ¿qué diferencia la sopa de tu abuela de la que hay en un tetrabrik? Parece que en la de tu abuela hay algo más, ¿verdad? Es difícil encontrar dentro de envases la tolerancia, la comprensión, la compasión y el respeto. Es nuestra responsabilidad llevar esta medicina al mundo, porque está en nuestras manos. Somos generadores de esas buenas cualidades y, por desgracia, faltan fábricas de generadores verdaderos. Si tu generador está oxidado, ponle aceite. Esta vez el envase de la abuela eres tú: siente y vive su fuerza dentro de ti.

Truco de la abuela

Qué diría: «Anda, hijo, pídele perdón y ya está».
Refrán: *Contigo, pan y cebolla*.

¿EXISTE EL RESPETO ENTRE TÚ Y LOS DEMÁS?

Cada persona aporta lo que ES, y esto es sagrado. Venimos a este mundo a compartir lo que somos. Debemos reconocer y poner en práctica esta generosidad para completarnos y recordar nuestra totalidad; y debemos hacerlo como individuos pero también como poblaciones, países o continentes.

Todas las personas que vienen a tu vida activan una parte de ti, la que te gusta y la que no. Y debes integrar todo esto para estar completo y en paz.

En mi anterior libro *Del ayuno a la conciencia* menciono al pez abisal, un animal que tiene en su superficie bacterias que se van iluminando progresivamente. Cuando el cincuenta por ciento lo han hecho, se ilumina en su totalidad. Nosotros somos como ese pez, de algún modo: cada persona que viene a tu vida activa una de las bacterias e ilumina una parte de ti, pero solamente si eres capaz de reconocerla e integrarla.

Cuando nos acercamos a ese cincuenta por ciento empiezan a pasar cosas extraordinarias. Es en ese momento cuando empezamos a saber quiénes somos realmente. ¿Tal vez experimentamos lo que algunos llaman *iluminación*? A veces esa iluminación puede ser momentánea, pues hay que integrar todo con tolerancia, respeto y amor. Y requiere su tiempo.

Jordi, un paciente-amigo del alma, me dedicó un libro que había escrito, en el que había dibujado el perfil de su mano y dentro unas estrellas, como representando el universo. Vi que ese universo era real y que él había activado partes de mí dándoles luz, como si se pudiera encender el cielo tocando cada una de las estrellas para dar sentido a la integridad que somos. Es un gran maestro.

Cada persona que se acerca a tu vida toca una estrella de tu interior, y si la integras se queda encendida para siempre. Hay que intentar encenderlas todas para generar ese haz de luz coherente que da sentido a nuestra vida y crea la unidad en nuestro interior.

Poniendo un ejemplo más práctico, es como si tuvieras que rellenar un cupón para conseguir unas sartenes. Cada persona sería el sello que necesitas estampar para completarlo. Hay algunos sellos en tu vida que son más fáciles de estampar y otros que te cuestan más. Si consigues estampar los que te cuestan, obtienes el juego de sartenes completo.

¡No te estreses!, tienes toda la vida para rellenar el cupón.

Truco de la abuela

Qué diría: «¡Anda, hijo, daros un abrazo y haced las paces!».
Refrán: *Allá donde fueres haz lo que vieres.*

VIVIR EN PAZ Y COHERENCIA CON UNO MISMO

Soy aquello que pienso y digo, y pienso aquello que digo y soy.
Cuando actúas de esta forma, tienes paz en la mente. Partimos de la idea de que el alma (o el conductor del vehículo) está en paz, pues conoce su programa de existencia. Pero la mente siempre busca excusas o nos pone a prueba para ver si somos capaces o no de llevar a cabo aquello que pensamos o sentimos.

Cada vez que vayas a decir a alguien que haga algo piénsalo tres veces, pues serás tú quien tendrás que llevarlo a cabo. Si llegas a hacerlo, serás coherente y los demás lo harán, porque lo transmitirás desde la experiencia. Si lo dices y no lo haces dejarás de tener credibilidad, incluso para ti mismo.

En mi caso, dirijo ayunos y hago ayuno personalmente. Esto me hace coherente y, en consecuencia, ayudo a que los demás hagan lo mismo desde la absoluta credibilidad. El setenta y cinco por ciento de lo que como son vegetales, e indico a mis pacientes que adopten esta proporción. Medito cada día, y esto me permite ser congruente cuando enseño a los demás a hacerlo. Intento (esto es lo que más me cuesta) levantarme un poco antes para hacer yoga y estar flexible, y hacerlo me da mucha energía y me reconforta. De lunes a viernes, salvo excepciones, como cada veinticuatro horas para poder estar más presente en mis sesiones con los pacientes. Tomo la medicina que receto. Trabajo constantemente en abrir la mente en relación con mi familia, a la que amo y acepto tal como es, y llevo a cabo acciones coherentes con este sentir. También me gusta divertirme y probar los placeres de la vida, los fines de semana y en algunas ocasiones festivas.

La disciplina hace a los humanos libres de sus propias mentes. Cuando uno actúa de acuerdo con lo que cree, consigue estar en paz.

La sangre humana más magnífica que he visto fue la de una persona absolutamente disciplinada y que estaba en paz consigo misma, una persona que había encontrado el equilibrio en sus hábitos físicos, emocionales y espirituales.

Como buena humana, me caigo y vuelvo a empezar; sacudo el polvo de mis hombros y le digo a mi mente: «Mañana, más y mejor».

La coherencia me da paz. Y, como decía mi querido maestro, para morir en paz debes vivir en paz. Esta debe ser tu máxima en el mundo.

Si te pasas el día juzgando en vez de centrarte en aquello que te da paz, estás siendo incoherente y, en consecuencia, acabarás enfermando.

Tienes que vibrar lo más alto posible para gozar de salud. Y para conseguir una vibración alta debes ser honesto contigo mismo en todo momento y pensar si verdaderamente estás haciendo lo que dices. Si lo haces, consigues coherencia y salud.

Truco de la abuela

Qué diría: «Niño, aplícate el cuento».
Refranes: *Por la boca muere el pez* o *Una cosa es predicar y otra es dar trigo* o *¿No quieres caldo?, pues toma tres tazas*.

¿SABES CUÁL ES LA VERDADERA LIBERTAD?

La verdadera libertad la encuentras cuando dejas de emitir cualquier tipo de juicio, dirigido tanto a ti como a los demás, a partir de saber que los otros son un reflejo de ti mismo.

Eres esclavo de todo aquello que juzgas porque estás pendiente de ello todo el rato. De algún modo, te mantienes enganchado a aquellas personas a las que te pasas el día criticando, como si no tuvieses nada más importante que hacer. Estás pendiente de cada gesto que hacen, de dónde van, de lo que dicen... Todo esto te enferma cada vez más.

Deberías olvidarte de la gente, y cuando vuelvas a emitir un juicio, aplícate el cuento y deja al otro en paz. Tienes bastante con tu propia vida. Intenta apartar la ilusión de tu mente y de creer que eres un ser con pensamientos y sentimientos independientes. Somos uno, una unidad dentro de un todo.

Estamos en un cosmos inconcebiblemente inmenso, y los átomos que conforman cualquier objeto configuran un universo que parece un reflejo del universo más grande. Estás todo el rato juzgando, metiendo las narices en la vida de los demás, ¡con todo lo que puedes ver fuera y dentro de ti! «Somos nada y somos el todo a la vez», decía mi querido maestro. Cada una de tus células contiene toda la información del universo en sus genes.

Truco de la abuela

Qué diría: «¡Deja de meter las narices en la vida de los demás!» o «¡Déjate de chismorreos!».

Refranes: *Reunión de pastores, oveja muerta* o *A Dios rogando y con el mazo dando.*

¿HAS APRENDIDO A ACEPTAR, PERDONAR Y OLVIDAR?

Parto de la premisa de que siempre, pase lo que pase en tu vida, es lo que debía pasar.

Empieza a experimentar para darte cuenta de esta verdad, para llegar a vivirla. Verás qué paz sientes. Todo es perfecto. La creación es como es, y nosotros no somos nadie para opinar al respecto.

Podríamos explicarnos miles de anécdotas, recíprocamente, acerca de cosas que nos pasaron y que no entendimos, en el momento, por qué ocurrieron, si bien posteriormente, cuando los acontecimientos quedaron atrás en el tiempo, pudimos ver cómo todo lo sucedido encajaba como piezas de un puzle. Acabas por ver, por ejemplo, por qué suspendiste aquel curso: tuviste que repetirlo en otro instituto, donde conociste a un chico que aportó mucho a tu vida; entre otras cosas, te aconsejó que fueras a estudiar al extranjero, donde conociste a una persona que montaba a caballo, gracias a lo cual decidiste estudiar veterinaria, que ha resultado ser tu verdadera pasión.

Cuando te pasen cosas raras, piensa: «No tengo ni idea de por qué me está pasando esto, pero lo acepto, porque está escrito que debía pasar». Más que creerlo, vívelo así, y verás que todo fluye en tu vida. Una cosa, por arte de magia, te llevará a la otra. Siempre hay soluciones para todo, pues en la vida, más que problemas, hay desafíos. Será más tarde cuando comprendas de qué sirvió todo lo que has vivido, el sentido que tuvo para que te encuentres, actualmente, en el punto en que te hallas.

En la vida «queremos» las cosas, pero el «querer» es un producto de la mente caprichosa, la cual debe aprender con actitud de humildad. Yo le digo a mi mente: «Aceptando que es gerundio».

El quid de la cuestión es que puedas desidentificarte de lo que crees que eres y vacíes tu mente, y a partir de ahí abraces y aceptes todo lo que te llega en la vida. Si dejas de pensar en lo que tiene que pasar, pasará igualmente, y dejarás de sufrir de forma gratuita. Si piensas, sufres y vives con miedo y desconfianza. ¿Crees que esto es vivir? Olvida las cosas. Si dejas de encasillar a las personas por lo que piensas de ellas, la vida te sorprenderá.

Después de la aceptación viene el perdón. Te guste o no, eres el creador de la historia fantástica que es tu vida. ¿Crees que te estoy diciendo que te lo creas? ¡Experiméntalo! Deberías hacerte responsable de tu vida antes de acusar a otros y hacerlos responsables de tu guion. Cuando algo que hemos hecho nos gusta, decimos que nosotros hemos sido los creadores de esa maravilla, y cuando no, decimos que ha sido otro. Si vives una situación incómoda, primero acéptala y después perdónate a ti mismo.

Y, por último, olvida. Es mejor que olvides tus experiencias (que, como acabamos de ver, has creado tú mismo) para poder empezar de nuevo cada día. Para eso tienes que vaciar la mente todo el tiempo y dejar que esta vuelva a sorprenderse por todo en cada instante de tu vida. Así, vivirás con mayor paz.

Truco de la abuela:

Qué diría: «Niño, borrón y cuenta nueva».
Refrán: *A falta de pan, buenas son tortas.*

SÉ UNA PERSONA VERDADERA. LAS SEMILLAS ORIGINALES

Cuando los humanos se asentaron, cada tribu creó sus propias costumbres y tradiciones, que fueron las originales del lugar. Entonces empezaron a conquistar, adquirir y disfrutar otras cosas del mundo que les eran necesarias para poder evolucionar.

En la actualidad, además de compartir lo que somos, debemos preservar la semilla de cada origen humano. Es curioso ver cómo exponemos en nuestros museos los tesoros de las conquistas de hace tantos siglos. Quizá deberíamos devolver esos patrimonios a sus lugares originales y, como mucho, compartir en exposiciones piezas de otros países, como a veces hacen algunas galerías. Se trataría de preservar y compartir a la vez.

Nuestra evolución será verdadera cuando seamos capaces de fijarnos en lo pequeño, en lo que tenemos al alcance, en lo familiar, en lo genuino, en lo que tenga corazón o alma propia, en lo que nos haga vibrar por dentro porque sintamos que está lleno de esencia y de vida, en lo que tenga sentido para nuestro cuerpo físico, en lo que nos enriquezca porque nos transmita algo y nos mueva, nos nutra y nos traslade a la raíz, al origen.

En la familia es donde se maceran las grandes cosas, donde se preserva y comparte la sabiduría, la cual es proyectada hacia el futuro generación tras generación. Esta evolución de la sabiduría familiar será la joya más buscada por cualquier humano; quienes la preserven serán buscados como «los originales».

Serán los pequeños comercios, las empresas familiares y los artesanos los que darán otro sentido a un mundo global. Está en tu mano apoyarlos para que así sea.

Comer y beber los alimentos originales creados por las personas verdaderas será como ver la mismísima creación. Un verdadero lujo.

DEJA DE TOMARTE LA VIDA EN SERIO. ES PURO TEATRO

La vida es un escenario enorme en el que cada uno desempeñamos nuestro papel. Todos somos importantes. La castañera, que tiene un papel pequeño al fondo del escenario, quizá habría preferido ser otra cosa; pero esa castañera cumple una función muy importante, pues nutre a los que se acercan a su parada, da calor a la representación, muestra la humildad...

Cada uno de nosotros entramos y salimos de pequeños escenarios en los que están pasando varias cosas a la vez. En algunos, la castañera es la protagonista, y en otros solamente participa con su presencia, pero participa.

El problema viene cuando uno se engancha a su papel y deja de ver lo verdadero que se esconde detrás del telón y de su disfraz del personaje.

En una obra dada, es habitual que unos personajes estén en el escenario más tiempo que otros. Unos salen y entran otros nuevos. Hay que aceptar que algunos actores magníficos se vayan tras haber representado un gran papel y que vengan otros que, con sus ideas distintas, impriman movimiento a la obra y la hagan evolucionar.

Tiene que producirse movimiento en la función para que pueda haber continuidad. Y nada provoca más movimiento que la aparición del malo. (Hay que decir que a pocos les gusta interpretar el papel de malo, pero alguien tiene que hacerlo y vivir además las consecuencias de sus comportamientos, pues está escrito en el guion).

La obra puede estar muy compensada, pero curiosamente los espectadores solo se fijan en lo negativo, aunque estén sucediendo cosas maravillosas al mismo tiempo. Muchos personajes se desviven por la supervivencia de los demás, otros salvan vidas, nacen personajes nuevos... Si fuese lo malo lo que predominase, la representación no habría durado más allá del primer acto. Por fortuna, esto no es así. La vida es una bella obra que contiene unos escenarios preciosos, de los cuales nos enamoramos. Nos identificamos con ellos, nos impregnamos de ellos y los vivimos como lo más real que existe. ¿Es real todo lo que vemos en el escenario, sin embargo? Sí y no. Desde una postura de maestría, puedes salir a escena y darte cuenta de que todo es una representación; ello te aportará ciertas ventajas y una ligera libertad de movimiento. Míralo todo desde el asiento del espectador y prepárate para disfrutar, porque lo único que debes tomarte en serio en esta vida es el humor.

Mientras acababa de escribir esto, en el grupo de *whatsapp* del centro que dirijo me entró una imagen de Charles Chaplin acompañada de estas palabras: «LA VIDA es una obra de teatro que no permite ensayos... Por eso canta, ríe, baila, llora y vive intensamente cada momento de tu vida... antes de que el telón baje y la obra termine sin aplausos». Realmente, es como si la vida te fuera hablando constantemente; a mí, estas cosas me pasan todo el día.

Si en tu vida ya no está presente esta magia, revisa desde qué espacio interior vives, en qué crees, qué es lo que piensas y si eres capaz de tomarte las cosas con humor. La magia está por todas partes, pero no hay más ciego que el que no quiere ver.

La obra ya está escrita.

Segunda parte

DEL PUCHERO
A LA CONCIENCIA

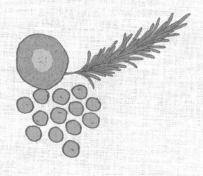

4

LA SAGRADA COCINA
DE LA ABUELA

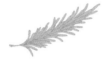

PRESERVAR LO ORIGINALMENTE HUMANO

Se ha escrito infinitamente sobre cocina y recetas, pero cada autor aporta su toque y vibración personal. Mi intención es compartir contigo lo que como en mi día a día y que sigas disfrutando de todo lo que piensas que te gusta; por ejemplo, la comida de tu madre o de tu abuela. O de tu padre o tu abuelo, por qué no, pues hay hombres que han impreso su amor en algún plato específico que les ha gustado elaborar replicando el arte de dar amor y nutrir ejercido por las mujeres. Aportamos todo nuestro ser, presencia e intención a nuestros platos, así que ¡vaya responsabilidad supone cocinar!

Oyes hablar mucho de dietas y cambios alimentarios, pero por otra parte piensas que la tortilla de patatas o las croquetas de tu madre son incomparables... Lo comprendo, créeme, y has de cuidarte precisamente para poder comer y saborear estas delicias de forma puntual. ¿Por qué puntual? Porque los tiempos, por muchas razones, han cambiado; entre otras cosas, la calidad de los productos no es la misma que la de antes. La cocina de la abuela es sagrada y hay que seguir disfrutándola, pero solo en los días festivos asociados a celebraciones.

Actualmente estamos epigenéticamente mezclados, como en una olla, los individuos de los distintos países. Esto facilita que podamos tomar lo mejor de la cocina de muchos lugares. Pero en las ocasiones festivas es conveniente que nos basemos en la tradición culinaria propia de nuestro país o región, pues si dejamos de hacerlo perderemos unas tradiciones y sabores que tienen el poder de suscitarnos emociones de consuelo a través de distintas texturas.

La fusión del conocimiento con la sabiduría le ha dado un sentido diferente a nuestra cocina. Quizá le ha aportado otro tipo de conciencia. Ahora sabemos de qué está compuesto cada alimento y qué nos aporta. Y cuando miramos y traducimos la forma de cocinar de antaño con el conocimiento de hoy comprendemos por qué se hacía lo que se hacía, aunque la base de ello no fuesen unas comprensiones como las que se tienen actualmente, sino la intuición y la experiencia.

Los platos tradicionales mantienen viva nuestra historia como humanidad. Muchas recetas originales se preservan en los monasterios de las distintas religiones, y tomar esos platos es sentir la vida y la tradición, lo artesanal, lo genuinamente humano, la vibración, la cultura... Muchos productos fabricados de manera industrial carecen de todo ello; las máquinas están lejos de imprimir una vibración humana en los alimentos que elaboran.

Por eso tiene sentido que, ahora y en el futuro, todo aquello que pongas en tu boca preserve lo originalmente humano. Por supuesto, lo que comas tiene que aportar unos valores añadidos a los que debes poder sacar partido, y tiene que suministrarte una mayor energía, todo ello con el fin de favorecer que tengas una vida saludable. Porque si no cuidas de tu cuerpo y deja de servirte, ¿dónde vas a vivir?

¿CÓMO COMÍAN NUESTROS ABUELOS?

Nuestros abuelos comían lo que producía el campo en cada estación y se mantenían en forma porque, aparte de haber vivido una guerra, hacían mucho esfuerzo físico. Tenían sus olivos y hacían su aceite, molían su grano, realizaban la matanza del cerdo, cultivaban su huerta... Tenían de todo, gracias a Dios, para todo el año. Todos los productos eran naturales y tomaban muy pocos medicamentos; por lo tanto, la toxicidad de su organismo era prácticamente nula. Quizá tenían los niveles de azúcar un poco altos, pero no demasiado, porque preparaban los dulces solo para las ocasiones festivas. Estaban más pendientes de su supervivencia que de pensar si un alimento les iba bien o si les engordaba.

Nuestras abuelas preparaban toda su comida, así que se pasaban el día entre fogones. Cuenta mi madre que, en tiempos de guerra, mi abuela amasaba el pan de madrugada, en medio de un silencio sepulcral, para que nadie supiera que ellos tenían pan blanco, pues la mayoría de la gente del pueblo comía pan negro. Hoy en día pagamos el doble por comer el pan negro que, en aquel entonces, la gente consideraba que no era tan bueno. ¡Hay que ver cómo ha cambiado la historia! Y es que a la abuela lo que menos le gustaba era verte delgado. Te daba de comer hasta que el alimento te salía por las orejas. Las horas de la comida eran sagradas y, como te viera picar algo entre ellas, te llevabas un buen manotazo. Recuerdo cómo mis primos y yo entrábamos en la alacena y nos llevábamos sus deliciosos bollos de aceite...

Antiguamente, los abuelos decían que estar flacucho era símbolo de debilidad y mal comer. Si nos paramos a pensar, este argumento tenía su sentido. Para ellos, era más fácil que sobreviviese a una enfermedad una persona fuerte que una persona delgada y débil, especialmente si dicha enfermedad implicaba estar muchos días sin comer.

La abuela, en el fondo, tenía razón. Si siguiéramos los ritmos de la naturaleza, haríamos como los animales: hibernaríamos y tomaríamos alimentos más grasos para sobrevivir al frío; y en verano no tendríamos ni la mitad de hambre, debido al calor, y nos apetecerían alimentos más frescos y ligeros, que son los que nos ofrece el campo en esa estación.

Si algo les debo a mis abuelas y a mis padres es la idea de que se debe comer lo mejor de lo bueno. «Ahorra en un abrigo —me decía mi madre—, pero nunca en tu comida». Esto se lo enseñó su madre, mi abuela.

5

EL CONFUSO PANORAMA DE LAS DIETAS

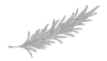

CUIDADO CON LOS PURISMOS

El panorama de las dietas es casi una locura. Hay multitud de tendencias y realidades diferentes que nos causan una gran confusión. Muchos tipos de dietas son originarias de otros países, donde tienen sentido, pero es dudoso que tengan aplicación universal.

El planteamiento de las dietas va paralelo con la tendencia que tiene la sociedad a clasificar a las personas. Pero cada momento y cada individuo es diferente. Por ejemplo, cuando hay un problema intestinal que dificulta la absorción, puede ser que la persona adelgace extremadamente o bien que engorde. No se puede aplicar la misma solución a efectos tan divergentes.

Las posiciones extremadamente puristas no son buenas. El sentido común indica seguir la dieta de la lógica y de la adaptabilidad, a partir de una práctica tan poco habitual en nuestros días como es escuchar el cuerpo.

Sirva como referencia la dieta que hacían nuestras abuelas, que consistía en algo tan simple como comer de todo. Poca carne, poco pescado, pocos dulces. Poco de todo, pero de todo.

Lo más importante es que todo lo que vas a meter en tu boca sea fácilmente pronunciable y comprensible por tu abuela: todos los comestibles que reconozca y aprecie tu abuela son buenos para ti y para tu salud. Todos aquellos que le hagan fruncir el ceño y que le cuesten de pronunciar, ya puedes hacer el favor de tirarlos a la basura.

Es cierto que antiguamente la mayoría de las personas fundían en su cuerpo todo lo que se comían, porque estaban muy expuestas a trabajos físicos a la intemperie. Las dietas, excepto para la emperatriz Sisí y cuatro más, eran impensables. Aunque se dice de la emperatriz que se encontraron muchas facturas de dulces de varias pastelerías muy renombradas, porque se sometía a tantas restricciones que después iba por las esquinas del palacio con los ataques de la pantera rosa. Es obvio que esto la hacía antisocial. Y es que las dietas nos generan un estado de estrés que nos induce a comer más, la mayoría de las veces. Porque ¿qué es hacer dieta al fin y al cabo? Privarte de los alimentos que consuelan más tu alma y tus emociones y que vuelven loco a tu paladar.

Antes, si la gente dejaba de comer era por pobreza o enfermedad, o porque unos cuantos eran más conscientes y sabían que así sanaban sus cuerpos. En cambio, hoy en día hablar de dietas es como hablar de política o de fútbol: acabas discutiendo con el equipo contrario. Cada uno tiene su propia vivencia y experiencia, y defender a la persona que ha creado la moda del momento porque ahora te ha dado por probarla es realmente ridículo.

Lo más importante es que comprendas cómo funciona tu cuerpo y escuches tu barriga para ver si está llena o no. Si vas bien al WC todos los días, comes de una forma saludable y sientes la conciencia libre, puedes disfrutar de vez en cuando de los placeres de la vida, sin pensar que estás haciendo dieta.

Por supuesto, si estás enfermo ninguna negociación es posible. Aunque algún que otro paciente me intenta dar coba para conseguirlo.

Solo aquellos que hemos hecho todo tipo de dietas para experimentarlas nos damos cuenta de que ha sido la excusa ideal para conocernos a nosotros mismos y saber qué es lo que realmente nos sienta bien. E incluso esto último es cuestionable, puesto que lo que nos va bien hoy nos deja de ir bien mañana.

Más que seguir una dieta deberíamos saber qué momento del día es mejor para comer según qué cosas. Respecto a esto, se supone que la ciencia ha progresado en la comprensión del metabolismo.

Sabemos que el cuerpo puede gestionar lo que le metamos, pero hay comestibles que son muy invasivos y aportan poco y otros que aportan más, por lo menos en cuanto a energía se refiere. Se supone que comemos para obtener más energía de la que vamos a perder haciendo la digestión. Seguir esta premisa tan básica es comer con conciencia. Basta con aplicar la conciencia para sacar el máximo partido a nuestros alimentos.

A menos que hayamos decidido sujetarnos estrictamente a una dieta, nuestra tendencia natural es la de comer unas cosas u otras en distintos momentos de la vida según nuestro estado mental: cuando estás enamorado no te apetece comer, enfermo tampoco, cuando estás con ansiedad comes compulsivamente, si estás con el período te apetece dulce, cuando has comido dulce te apetece salado, cuando te has autodestruido y tomas conciencia te apetece cuidarte... En la vida todo son etapas de descubrimiento y experimentación.

¿ESTAMOS DISEÑADOS PARA ALGÚN TIPO DE DIETA?

¿Está el ser humano diseñado para llevar una dieta en concreto?

En la boca, observamos que los dientes cumplen distintas misiones según su forma, longitud, etc. Hay treinta y dos piezas: los cuatro incisivos son los que cortan la carne por ejemplo, aunque se desgarra más con los colmillos que con los incisivos. Los molares y premolares se utilizan, según los macrobióticos, para moler el grano, y los que no lo son dirán que sirven para triturar los vegetales, como los de los rumiantes. No hay una hipótesis que pueda darse por definitiva.

Es interesante que sepamos que nuestra boca está creada para alojar y procesar una serie de proporciones de proteínas, de vegetales, frutas... No es un porcentaje fijo, es aproximado; varía según la persona y el momento.

En cuanto a nuestro tracto digestivo, normalmente es mucho más largo que el de los animales carnívoros y es más corto que los herbívoros, que tienen el sistema digestivo más largo porque la fibra de la verdura necesita muchísimo más tiempo para descomponerse que la proteína o los hidratos de carbono.

Ante tanta relatividad, lo fundamental es que estemos atentos a cuál es el momento en el que vamos a comer y a cómo nos sentimos. También debemos tener en cuenta que nuestras elecciones invitarán a otras: si comemos mucha carne nos va a apetecer mucho hidrato de carbono (pan por ejemplo); si tomamos muchos hidratos de carbono también vamos a beber mucha agua, y así sucesivamente.

Tendríamos que pensar en las proteínas, los carbohidratos, las sales, las grasas y en sus proporciones aproximadas en el cuerpo, claro, pero sin obsesionarnos con ello. Lo principal es que observemos qué es lo que más necesitamos y cómo queremos estar.

Hay personas que vemos que están más fofas porque comen más hidratos de carbono, mientras que hay otras que comen más proteínas y están más musculadas. Ahora bien, en grandes cantidades, la proteína resulta ser más pútrida; en qué grado, depende del grupo sanguíneo de la persona y su estado de salud en ese momento. Por ejemplo, en el caso del grupo cero, que es más carnívoro, la acidez de la boca es diferente.

Es obvio que si la carne se pudre fuera de la nevera, lo mismo ocurre dentro de nuestro cuerpo físico, y en mayor medida si además dejan de fluir bien los ácidos biliares. Ahora bien, si la comes en pequeñas cantidades, macerada y con un buen acompañamiento vegetal, todo el proceso cambiará. En el fondo, esto es lo que hacían nuestras abuelas: pura alquimia para transformar los elementos con los que contaban en algo más digestivo. Por ejemplo, añadían hierbas cuyos aceites esenciales contienen, en algunos casos, más de doscientas propiedades conocidas; la reacción que provocaban en la mezcla daba lugar a cambios químicos favorables y en cuanto al sabor, que mejoraba.

En conclusión: el difícil término medio o equilibrio es lo que debemos buscar en nuestro día a día. Más que sujetarte a una forma de comer, un movimiento o una moda escúchate, pues cada momento en ti es único e irrepetible. Busca los alimentos que te den paz y favorezcan tu salud.

6

LA DIETA DEL SENTIDO COMÚN

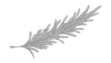

LO PRÁCTICO Y SENSATO

Para mí, la dieta del sentido común es aquella en la que comemos de todo un poco (siempre productos de calidad) de una manera sencilla, sin dedicar demasiados esfuerzos a contar calorías, medir nuestro peso, etc. Lo fundamental es que los alimentos que elijamos aporten algo saludable a nuestro organismo, energía especialmente. El sabor no debe ser el criterio principal, pues los sabores los apreciamos en función de unos programas mentales, y pueden corresponderse con alimentos beneficiosos o no. De todos modos, es precisamente el hecho de mantener una alimentación saludable lo que nos permite transigir de vez en cuando y dar un gusto al paladar. Por ejemplo, mi madre nos daba Trinaranjus y patatas de churrería los domingos solamente; y delicias como el roscón, el brazo de gitano o el pollo asado se reservaban para las ocasiones especiales.

Esta sería para mí la dieta del sentido común, pues es el enfoque más práctico, razonable y lógico, y el que realmente nos hace estar en paz con nuestras propias creencias o necesidades del momento.

Sentido común es lo que tenían nuestras abuelas, que compraban una diversidad de alimentos de proximidad y de temporada, y hacían conservas con el fin de contar con reservas durante los meses en los que la tierra daba menos fruto. Hoy en día muchas de las tendencias dietéticas más radicales dicen que solo hay que comer productos de temporada, pero ya las abuelas conservaban varios tipos de productos en salazón, en aceite, etc. (es decir, sin acudir a conservantes artificiales) para que fuesen consumidos fuera de temporada.

Sin contar con los conocimientos que tenemos actualmente pero dotadas de una elevada sabiduría, las abuelas llevaban a cabo sus procesos alquímicos con la comida, como las maceraciones, en las que se predigerían las carnes o pescados. Recuerdo que mi abuela ponía la carne en adobo y miraba que adquiriese una textura como más melosa; lo que estaba haciendo era, además, cambiar el medio a las bacterias, para que no pudieran proliferar y pudrir la carne.

Las hierbas, que realmente son una medicina ancestral, se utilizaban por su alto contenido en aceites esenciales como conservantes, aromatizantes, etc. Utilizadas para encurtir, evitan que se puedan desarrollar parásitos y bacterias, y los volátiles fitoquímicos que contienen son capaces de transmutar nuestro medio sanguíneo, lo cual redunda en una mejor digestibilidad, absorción, etc.

El sentido común también debe aplicarse a los distintos tipos de alimentos por los que se puede optar. Por ejemplo, en cuanto a los vegetales, más que hacer que la gente se haga vegetariana se trata de comprender la lógica que los atañe. La fibra que contienen hace la función de «estropajo» limpiador del tracto digestivo, de manera que va muy bien para limpiar o arrastrar los residuos tóxicos. Estos se habrán acumulado especialmente tras haber ingerido demasiadas salsas, grasas o proteínas.

Lo adecuado es comer las grasas emulsionadas con verduras, para que estas vayan limpiando las paredes del tracto digestivo a medida que va pasando la comida y queden pocos residuos.

En cuanto a los hidratos de carbono, comerlos refinados es como meterte yeso en el estómago. Si te comes un plato de macarrones blancos, vas a tener algo pesado en los intestinos que más que proporcionarte algo de energía te va a robar nutrientes. En cambio, la pasta integral contiene vitaminas y fibra, y promueve el buen funcionamiento intestinal.

En definitiva, el sentido común nos lleva a recuperar la raíces y, con ello, aquellas maravillosas recetas de la abuela. Como parte del sentido común, también debemos tener en cuenta que los tiempos han cambiado: hoy en día nuestro cuerpo físico no sabe diferenciar las estaciones, porque en invierno utilizamos calefacción y en verano usamos aire acondicionado. Quizá no necesitamos, en invierno, esa cantidad de grasa que ponían las abuelas en los pucheros, ni necesitamos en verano algo que realmente nos refresque tanto, a no ser que estemos en la playa o expuestos al sol.

LA *FORZA VITALE*

El sentido común también indica que comamos alimentos enteros, no procesados. Todos sabemos que son más saludables; también debemos saber que son los más vivos y, por tanto, los que nos infunden mayor vitalidad.

Las distintas religiones y creencias hablan de la fuerza vital, cada una a su manera. Todas hablan de algo que nos mantiene vivos, nos mueve, nos impulsa y nos lleva a imprimir evolución a la vida. Este mismo algo nos mantiene conectados a todo y a todos. En antiguos textos se le llamaba *forza vitale*.

Esta fuerza está constituida por dos energías opuestas que están en equilibrio; han sido llamadas yin y yang, positiva y negativa, etc. Se encuentra en el aire, en el agua y en toda forma de vida, tanto vegetal como animal.

La pureza energética propia de esta fuerza se encuentra en todos los alimentos completos que han sido creados así desde sus inicios. Los alimentos completos presentan una química y energía ideales; su totalidad es más perfecta que la suma de las partes. Podemos aislar los componentes e incluso reproducirlos químicamente, pero nunca será lo mismo, pues a esos componentes les faltará la vibración del todo.

En todos los alimentos vivos, como los vegetales crudos, encontramos las enzimas, las vitaminas y el agua en su forma natural. Tengamos en cuenta que el agua contenida en los alimentos siempre aporta información, ya que es el agua la que fija la información presente en el lugar donde se ha cultivado el producto y en las personas que lo han manipulado. Son muchos los matices que hacen que los productos vivos contengan una energía pura que no se puede imitar por medios sintéticos, por más empeño que se ponga en ello.

EL CUERPO TIENE SUS PROPIOS CICLOS NATURALES.

El sentido común implica también tener en cuenta los ciclos naturales del cuerpo en relación con la alimentación, pero también en relación con muchos otros aspectos. Los ciclos del cuerpo se corresponden con los cambios externos en cuanto a la luz, la temperatura, etc., que influyen sobre el funcionamiento hormonal.

Los ritmos del cuerpo vienen marcados por lo que la ciencia llamó en su día *reloj biológico*. Ocurre, sin embargo, que el reloj biológico no marca la misma hora en todos. Además de los ciclos de la naturaleza, hay que tener en cuenta el papel de la genética particular y la influencia del entorno del individuo; el cuerpo se programa a largo de los años a partir de la educación recibida, las vivencias tenidas, las rutinas seguidas, las costumbres del lugar, etc. Esto da lugar a diferencias entre los individuos.

Se ha intentado convencer a la gente de que los ciclos constituyen una norma inexorable que afecta a todos de la misma manera, pero esto no es así. Por ejemplo, no todo el mundo necesita dormir la misma cantidad de horas. Influye en ello el metabolismo o la constitución de cada cual, así como el grado de energía vital de la persona. Otro buen ejemplo lo constituye el período menstrual. Se intenta convencer a las mujeres de que tiene que durar veintiocho días; sin embargo, hay mujeres cuyo ciclo es más corto y otras cuyo ciclo es más largo. Por ejemplo, hay mujeres que son muy hepáticas y necesitan estar más días con el período para soltar y limpiar más. Respetarse a uno mismo, conocerse y saber hasta qué punto va todo bien dentro de los propios ciclos es una ardua tarea que hay que aprender con la vida.

En cuanto a la digestión, los ritmos del cuerpo con los que más comulgo vendrían marcados por 1) la ingesta de los alimentos, 2) la asimilación de los mismos y 3) la eliminación de los residuos.

Es cierto que hay momentos del día que son mejores para acompañar estos ciclos. Por ejemplo, este es el ritmo natural correspondiente a España:

- Por la mañana hasta el mediodía estás eliminando.
- Desde el mediodía hasta la noche estás con la ingesta.
- Toda la noche hasta el amanecer te encuentras asimilando.

Entonces, es normal que tengas más hambre a medida que pasa el día.

Por la mañana te levantas con mal aliento porque estás eliminando. Y si cenas muy tarde interrumpes la asimilación que debería tener lugar por la noche, pues no has digerido los alimentos, y te levantas muy espeso. Es mejor cenar tres horas antes de irse a la cama.

Hay que comprender que el primer ciclo del día es el más básico para la degradación de los excesos y los desechos tóxicos. En todos los países donde se desayuna más y de forma más contundente, el exceso de peso es mayor, ya que se interrumpe el proceso de liberación de los tóxicos.

Está clarísimo que el metabolismo depende de dos procesos, uno de construcción y otro de destrucción; y si hay un desequilibrio entre ambos hay una carga toxémica mayor que desemboca, necesariamente, en la enfermedad.

El cuerpo necesita energía para llevar a cabo estos procesos, y normalmente es de lo que andamos más escasos en el día a día. Para tener más energía evita ingerir toxinas y no facilites que los alimentos queden mal digeridos, pues estos también son tóxicos para el cuerpo. Si la toxemia fuera muy grande deberías hacer un ayuno para agotar las toxinas al máximo y, a partir de ahí, crear unos hábitos alimentarios óptimos.

Solo con que seas capaz de comprender los ciclos mencionados y aportar tu ayuda para que el cuerpo trabaje de acuerdo con ellos, ya tienes media vida ganada.

LOS HORARIOS

Los horarios constituyen otro aspecto en el que es muy conveniente aplicar el sentido común.

Al levantarse por la mañana, algunas personas han programado en su mente que necesitan comer, mientras que otras no pueden ni abrir la boca.

Algunas están obsesionadas con las comidas y otras pueden vivir casi con lo puesto.

Nadie se muere por dejar de comer unas horas. Pero algunas personas creen que sí y desfallecen solo con pensarlo; aunque se sorprenden cuando hacen un ayuno y ven que no solo no mueren por no comer sino que, además, su azúcar en sangre y otros valores se estabilizan.

Cuando una persona come muchas veces al día llega a la noche sin tanta hambre y a veces con algo ligero ya pasa, o incluso no come nada. En contraste, otras personas aguantan todo el día casi sin comer y aprovechan la noche para proceder al ataque de la pantera rosa, como si no hubiera un mañana.

¿Qué es lo mejor? ¿Cuántas veces hay que comer al día? Es obvio que hay personas a las que el hecho de hacerse y comerse el desayuno por la mañana temprano les supone más estrés que salir de casa con un vaso de agua en el cuerpo. Entonces, ¿qué es lo mejor para esta persona? El vaso de agua.

Otras personas creen que se van a morir por el camino si no comen. Estas es mejor que desayunen.

En definitiva, discrepo, y mucho, de la «doctrina» de que el desayuno es la comida más importante del día, y no soy la única. Si el hecho de desayunar bien contribuye a tu buena salud, perfecto. El problema es que la forma de comer que tienen muchas personas contribuye a enfermarlas. Si es tu caso, estúdiate un poco para ver qué es lo que te compensa y qué es lo que te equilibra. Examina tu naturaleza, observa en qué lugar vives y dónde trabajas y, sobre todo, ten en cuenta tu constitución. Pues es muy diferente lo que come un chihuahua que lo que come un mastín del Pirineo. Y me gustaría que te cuestionaras lo siguiente: un mastín del Pirineo ¿está gordo? ¿O es así por naturaleza? Porque nos pasamos la vida intentando dar limones sin darnos cuenta que somos naranjos; esto hace que nos compliquemos enormemente la existencia.

A la hora de establecer un horario para las comidas, tienes que procurar repartir tu punto de ansiedad durante el día. De otro modo, acumularás dicha ansiedad y darás rienda suelta al alivio que consideres pertinente por la noche. Esto le ocurre a media humanidad. Es normal, pues has estado todo el día fuera de casa y relacionas el reposo del guerrero con descansar, darte un premio después del duro día de trabajo y comer lo que te gusta en tu espacio, sin tener que dar explicaciones a nadie de nada de lo que haces y que tanto te reconforta. Pero tienes que ser más comprensivo durante el día contigo mismo y ver que necesitas comer algo para luego evitar irte con el estómago lleno a la cama, pues ello te ocasiona mala digestión, acidez, insomnio, etc.

En definitiva: escúchate a ti mismo en lugar de sujetarte a unos horarios sin más. Ahora bien, si tu organismo experimenta cualquier desajuste indicativo de enfermedad o si quieres favorecer el bien de tu salud, prueba a ajustar tus horarios según los ciclos fisiológicos y experimenta a ver qué pasa.

LAS ZONAS GEOGRÁFICAS

El sentido común aplicado a la dieta implica también ser muy consciente de la zona geográfica en la que está uno y tenerlo en cuenta a la hora de decidir la forma de alimentarse.

Es muy importante que comprendas que no es lo mismo vivir en el ecuador que en los países del norte, pues las necesidades energéticas son diferentes. En los países más calurosos vas a necesitar hidratarte más; deberás tomar muchos vegetales y frutas frescas que saquen el calor a la superficie y te refresquen por dentro. En cambio, en los países fríos no te van a apetecer ni vegetales ni frutas frescas, pues vas a sentir que eso te enfría, y vas a necesitar aportar calor interno con platos calientes de cuchara y más carne.

La actitud ante la vida también es muy diferente entre unas zonas y otras, debido a la variedad de climas y razas. Esto da como resultado distintas actitudes ante las necesidades alimentarias. Las diferencias de carácter también propician el consumo de productos diferentes.

En las distintas zonas geográficas, la tierra nos da los alimentos pertinentes en función las necesidades de nuestro organismo. Pero hoy en día la mente ha probado tantos sabores nuevos de otros lugares del mundo que nos induce a comer todo aquello que le viene en gana sea de donde sea, pues le conecta a su subconsciente, que es donde se guardan los registros.

¿Qué quiere decir esto? Pues que comemos inconscientemente. Si realmente comiéramos con conciencia y siendo honestos con nosotros mismos y con lo que necesitamos, lo haríamos de forma muy diferente.

«Hazte el inconsciente» de vez en cuando y satisface los caprichos de la mente los fines de semana y en las ocasiones festivas, pero comprende que si lo haces cada día estás comprando todos los números para ir gestando por dentro una enfermedad. Así es como contribuyes a la enfermedad en este mundo.

MI ALIMENTACIÓN IDEAL EN TÉRMINOS GENERALES

Lo más importante dentro de mi propia experiencia, y también según la Organización Mundial de la Salud (OMS), es que los alimentos tengan, de media, un 75 % de contenido en agua. Si comes a partir de esta premisa, lo tienes todo ganado. Esto se traduce en una cantidad importante de frutas y vegetales; el resto pueden ser cereales, carne, pescados, legumbres, etc.

Las frutas y vegetales contienen la mayoría de minerales, vitaminas, enzimas vivas y fibra, y un alto contenido en agua. Son sustancias altamente biodisponibles, lo cual significa que el cuerpo humano tiene una alta afinidad con ellas por la energía que contienen, y les sacará todo el partido en cuanto a la asimilación.

Toda sustancia que tiene un gran contenido en agua es muy depurativa y limpia por dentro, además de hidratar los tejidos y hacer fluir todo en el cuerpo, lo cual evita las obstrucciones, muy habituales hoy en día. Estas sustancias se deben tomar fuera de las comidas durante toda la mañana para ayudar a que el cuerpo se siga depurando a media tarde.

La fruta (o el extracto de fruta) es la base para desintoxicar, reparar y perder el peso excedente debido a los tóxicos. Te mantendrá despierto y dejarás de necesitar café por las mañanas para despertar.

No es tan importante lo que comes como cuándo lo comes y con qué. A mis pacientes les digo: «Más que prohibirte algo, te voy a decir cuándo puedes comerlo».

A mediodía aconsejo hidratos de carbono ($\frac{1}{4}$ de la cantidad total de comida) con verduras ($\frac{1}{4}$) y ensalada ($\frac{2}{4}$).

Por la noche es mejor tomar proteínas ($\frac{1}{4}$ de la cantidad total de comida) con verduras ($\frac{2}{4}$) y ensalada ($\frac{1}{4}$).

7

HIERBAS, BREBAJES
Y CALDOS

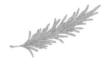

LA IMPORTANCIA DE LAS
HIERBAS MEDICINALES

Las hierbas o plantas medicinales cumplen con muchas funciones indispensables para la continuidad de la vida sobre el planeta. Contribuyen con el oxígeno, nos alimentan, contienen principios activos muy potentes que los animales conocen por intuición y que los humanos han aprendido a utilizar a partir de la observación. Lo más importante es la mezcla de sustancias que contienen, que las hace únicas en su integridad.

Su uso se remonta al origen del ser humano; han sido utilizadas desde siempre en el contexto de la medicina popular o tradicional.

En Pakistán, un 80 % de la población depende de las plantas para su sanación; en China, un 40 %; en Estados Unidos, un 60 %; y en Japón la demanda de las hierbas medicinales ha superado a la medicina. Desde luego, proporcionan apoyo frente a multitud de enfermedades.

La tierra nos da sabiamente las hierbas que necesitamos para poder digerir mejor los alimentos, sanar un constipado o dormir mejor; para preservar nuestra salud, en definitiva. Las deberíamos utilizar muchísimo más en todos los alimentos, pues realmente estamos faltos de hierbas medicinales.

Cuando era pequeña, si me acatarraba hasta el punto de tener fiebre, mi madre me hacía el brebaje de mi abuela. Ponía en una olla hirviendo un limón entero, una naranja entera, tomillo, regaliz, romero, jengibre, 2 o 3 hojas de eucalipto, cebolla y miel. Bebía por lo menos un litro de esta infusión al día. Era una bomba; te salía el sudor hasta por las pestañas pero valía la pena, ya que era un mejunje antiséptico, antiinflamatorio, antibiótico, antifúngico, antimicrobiano, antioxidante y energizante. Puedes hacer lo mismo en frío y batir para que quede un jarabe crudo; en este caso, en lugar de utilizar un limón y una naranja enteros usa un poco de piel de naranja y limón y solo una pequeña cantidad de las hierbas mencionadas, y añade 2 o 3 dientes de ajo.

Si te constipabas mucho, en aquellos tiempos el médico te decía que los fines de semana ni hablar de estar en casa, que tu cura era irte al campo y disfrutar en el exterior. Los niños de la época conocíamos multitud de juegos para practicar al aire libre, y nuestro padre disfrutaba jugando con nosotros a la pelota y trepando por las montañas. Cuando agarrábamos una insolación, mi abuela nos curaba por medio de ponernos un vaso de aceite en la cabeza y sumergir en él una mecha encendida. ¡Era milagrosa!

Pero volvamos a las hierbas. Cuando las introduces en los alimentos y pones una cantidad de agua, sal, vinagre u otras materias para encurtir evitas que se puedan desarrollar parásitos y bacterias.

Todos los componentes de las hierbas medicinales tienen un poder sanador increíble, y es necesario que pasen a estar más presentes en nuestra gastronomía. Nuestras abuelas las utilizaban abundantemente. Además, aportan mucho en cuanto al sabor, y en este sentido también sería conveniente utilizarlas para aportar variedad, en unos tiempos en los que tantas personas han simplificado en gran medida sus dietas y están comiendo un reducido abanico de alimentos.

LAS INFUSIONES

Las infusiones son bebidas que se realizan con flores, raíces, frutos, semillas, cortezas, etc., a las que se acompaña con agua caliente para extraer sus principios activos.

Son consumidas en casi todo el mundo y existen desde tiempos inmemorables con el fin de ayudar al organismo a protegerse de los cambios de temperatura. Y tienen muchas otras propiedades favorables a la salud: son relajantes, antioxidantes, carminativas, antiinflamatorias, antisépticas, digestivas, etc., de manera que constituyen un alimento muy valioso en nuestras mesas.

Las infusiones más famosas y consumidas son el café y el té. Muchas otras se utilizan por sus propiedades curativas y son muy habituales en nuestras casas. Citaré las hierbas más básicas que hay que consumir a diario como infusión y mencionaré algunas de sus propiedades.

Manzanilla. Es muy usada para tratar trastornos digestivos leves, indigestión, cólicos, diarrea o gastritis. Sirve también para irritaciones o inflamaciones oculares y se usa para afecciones respiratorias como el asma, la tos o el catarro. Es útil como tratamiento para el acné y limpia heridas superficiales.

Menta. Tiene propiedades antisépticas, antiespasmódicas y digestivas. Reduce las flatulencias, ahuyenta los insectos, mantiene el buen aliento y se usa para combatir el catarro y la tos.

Tilo. La parte medicinal del tilo está en los frutos y las flores. Es sedante y se usa como tranquilizante para el sistema nervioso. Permite mejorar la digestión y ayuda a dormir mejor. Se puede emplear para reducir problemas arteriales, cólicos y dolores menstruales.

Valeriana. Es muy similar al tilo en cuanto a sus propiedades sedantes y relajantes. Es necesario tener cuidado con la cantidad que se consume, porque puede causar una excesiva sedación en el sistema nervioso, bajar la presión arterial y desacelerar la circulación.

Romero. Tiene propiedades curativas para el sistema nervioso, refuerza la memoria y mejora la circulación de la sangre.

Hay que tomar estas hierbas sí o sí después de cada comida, pues nuestro sistema digestivo presenta muchas disfunciones hoy en día, y nos podemos ahorrar una gran cantidad de disgustos con su consumo.

Muchos de nuestros pacientes han probado las combinaciones que hemos creado en Lidiabiosalud y ahora, además de hacer mejor la digestión, depuran, y van aliviando día a día el cuerpo por dentro. Dichas combinaciones también les transmiten paz, armonía y serenidad.

LAS SOPAS DE LAS ABUELAS DEL MUNDO

Las sopas de las abuelas eran capaces de levantar a un muerto de su tumba, como suele decirse. Un buen caldo era tan reconstituyente y medicinal que, al tomarlo, no podías sino mejorar.

En una sociedad en la que el amor costaba de transmitir a través de las palabras, se hacía a través de dicha comida medicina. Esos caldos se hacían con hierbas y una serie de elementos en su estado más puro que los convertían en algo sagrado y curativo. Después de todo, que nosotros estemos aquí se lo debemos, en parte, a estas sopas que hacían nuestras abuelas y ancestros. Estaban convencidos de su poder sanador, pues cuando alguien está enfermo solo piensa en un platito de sopa caliente, como mucho, que lo reconforte.

Mi madre tenía tanta fe en este remedio que cuando se enteraba de que un vecino estaba enfermo, iba rápidamente a subirle una ollita de caldo. ¡Qué gran maestra mi madre! Incluso recuerdo que cuando fallecía alguien se ponía a cocinarles un caldo a los familiares afligidos, porque sabía que era lo único que podrían tomar y podría calmar un poco el sufrimiento emocional de su cuerpo. Ni preguntaba ni pedía permiso; lo llevaba directamente, y era su forma de acompañar a la familia. Actualmente la prudencia nos mata, pues nos quedamos siempre a las puertas de ayudar de tantas formas como podríamos hacerlo.

También recuerdo cómo mi tía, estando muy enferma antes de fallecer, le pedía a mi madre que le trajera un caldo de gallina. Se lo llevaba a hurtadillas, porque se suponía que no podía comer nada. Yo, que iba cuando podía a tratarla y a hacerle reflexoterapia podal para calmarla y darle amor, veía cómo le cambiaba el color de la piel con el caldo; se animaba, hablaba y abría mucho más los ojos.

Esta sopa es milagrosa. Cuando estaba dando el pecho a mis hijos, a veces, con los nervios de estar yendo arriba y abajo, no tenía la cantidad de leche necesaria, y ahí iba mi madre con un caldo de gallina hecho a la antigua usanza. Mi leche aumentaba de forma espectacular, lo cual no conseguía por ningún otro medio. De paso mi madre, a través de mí, ya estaba impregnando con su esencia a sus nietos, desde los pocos días de vida.

El caldo de tu madre o de tu abuela es el mejor de tu vida. Más que una medicina para tu cuerpo, lo es para tu mente y tu espíritu, a los que reconforta. Cada casa da su toque original y personal a los caldos más tradicionales. Entre sus muchos y variados ingredientes, contienen grandes dosis de AMOR. De hecho, si intentamos cocinar el caldo de la abuela nos sale totalmente diferente, porque el de la abuela está imbuido de su vibración, su entorno, su paz, su amor, su sabiduría, la energía del pueblo... Y es que esos caldos tienen vida propia, alma; el alma de las abuelas.

La sinergia entre cada uno de los componentes del caldo actuaba como una verdadera medicina. Y es que desde la sabiduría se sabía lo que se ponía en ellos, y muchos estaban pensados para sanar y reconfortar. Se hacía pura alquimia en la cocina en el intento de preparar algo que diera vida, a partir de la comprensión de que la vida era lo único que verdaderamente cabía apreciar.

En la página web de Editorial Sirio encontrarás recetas de sopas de distintos países del mundo. Entra en www.editorialsirio.com y accede a la ficha del libro *La transformadora dieta de la abuela* (http://www.editorialsirio. com/transformadora-dieta-de-la-abuela-la). En la parte inferior de la página, en el apartado «Enlaces y descargas» encontrarás el PDF con todas las recetas: «Recetas del mundo».

En la web Lidiabiosalud.com indicamos los que denominamos *caldos medicina* para acompañar los ayunos urbanos. Están pensados por sus bondades terapéuticas, igual que los caldos de la abuela; pero son más fuertes que estos, pues buscamos la concentración de sus principios para que tengan valor medicinal.

8

ALIMENTOS INTERESANTES POCO HABITUALES

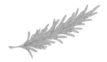

LOS ALIMENTOS FERMENTADOS

La necesidad de preservar ciertos alimentos por razones de supervivencia hizo que en una época lejana surgiera la práctica de la fermentación. Es una expresión magnífica de la sabiduría popular, pues requiere una gran inteligencia. La razón de ello es que, en la fermentación, hay una línea muy fina entre la podredumbre y el resultado que se pretende conseguir, que es un alimento que pueda conservarse fuera de época con sus cualidades potenciadas.

El objetivo es establecer colonias de microorganismos cuyo efecto sobre el alimento sea bueno para el cuerpo. Que ello se logre o no dependerá siempre de cuál sea la línea de bacterias que se establezca en la base. Los microorganismos adecuados tienen la capacidad de transformar el producto y de hacer que algo que posiblemente estaba muerto pase a estar vivo.

Todas las culturas han creado fermentados. En Corea y Japón son especialmente abundantes; de ahí provienen el *kimchi*, el *amasake*, el *natto*, el miso, etc. Curiosamente, el lugar del mundo cuyos habitantes son más longevos es Okinawa, donde se consume mucho miso. El famoso chucrut, cuyo origen se encuentra en Europa central, es col blanca fermentada.

Estas son las características más importantes de todo fermentado:

1. Su conservación depende siempre del sustrato, que es el alimento de base. Por ejemplo, la base del chucrut es la col.
2. El alimento de base o sustrato ve incrementado su poder nutritivo.
3. Aumentan las propiedades organolépticas del alimento de base (es decir, su sabor, textura, olor, color o temperatura).

Los microorganismos pueden estar como ingredientes originales del producto o ser añadidos. Por ejemplo, la col ya trae consigo los famosos lactobacilos. Este tipo de microorganismos son muy beneficiosos para el cuerpo humano; son reparadores, regeneradores y promueven la salud. Nos ayudan a digerir y absorber los nutrientes imprescindibles para el equilibrio del organismo.

Los fermentados son probióticos si los consumimos en cantidad suficiente para que lo sean. En cambio, comestibles no fermentados que pensamos que contienen probióticos (como el pan, el queso, la cerveza o la leche pasteurizada) no los contienen en realidad, puesto que los microorganismos han perdido la capacidad de aportar beneficios a causa de la manipulación y las altas temperaturas a que han sido sometidos los productos que los contienen.

ALIMENTOS Y CONDIMENTOS INTERESANTES DE OTRAS CULTURAS

Aquí propongo una serie de alimentos y condimentos que se podrían considerar «raros» puesto que no son muy habituales en nuestra nutrición convencional, aunque cada vez se van conociendo más. Los presento por orden alfabético.

ALGAS

Hay múltiples variedades de algas, que son una fuente muy importante de minerales; por lo tanto alcalinizan la sangre, reducen el colesterol y desintoxican. Si se aliñan con un poco de vinagre de arroz o limón, sus minerales se asimilan mejor.

Gracias a su fibra, arrastran las toxinas del organismo y ayudan a expulsarlas.

Su contenido en yodo estimula la tiroides y ayuda a eliminar los hidratos de carbono. Son muy digestivas y fortalecen los riñones.

Las algas que encontramos de manera más habitual están deshidratadas, aunque también las hay frescas conservadas en salmuera.

Atención: El consumo de algas tiene que ser moderado, de 1 a 2 cucharadas soperas por comida.

Agar-agar

Es una fibra soluble sin sabor propio hecha a partir de varias especies de algas. Se usa como gelatina en postres sobre todo o en ensaladas, y es aconsejable para problemas de obesidad. La fibra soluble que aporta es muy saciante y regula el estreñimiento. Se hierve con el líquido deseado durante 5 o 10 minutos, hasta disolverse; se espesa al enfriarse.

Arame

Son unas tiras finas precocidas y secadas. Posee un alto contenido en yodo. Se puede comer tras haber sido puesto en remojo durante 10 minutos en ensaladas o en rellenos para empanadillas, croquetas, canelones, etc.; o se puede cocinar durante 10 o 20 minutos en salteados cortos.

Dulse

Es la que más hierro tiene, por lo que es buena para la menstruación. Además, contiene una gran cantidad de vitamina C. Su sabor es ligeramente salado y picante. Se puede tomar cruda tras haber sido puesta 3 minutos en remojo, o en sopas.

Hiziki

Son como unos fideos alargados que cuando se ponen en remojo aumentan cinco veces de tamaño. El alga *hiziki* tiene un alto contenido en calcio. Su sabor es el más intenso, por lo que hay que cocinarla correctamente.

Kombu

Su sabor es suave y tiene un gran contenido en yodo, ideal para el correcto funcionamiento del sistema nervioso y para fortalecer y depurar los intestinos.

Al contrario que la *wakame*, esta necesita una cocción de 30 a 40 minutos como mínimo para poder ser consumida, o ser puesta en remojo durante 30 minutos y ser sometida, después, a una pequeña cocción.

La usaremos para cocciones largas, aunque se puede tomar frita en forma de chips. Se puede guardar en la nevera una vez cocida en un tarro de vidrio cerrado y añadirse posteriormente a cualquier salteado o cocción cortada en pequeños trozos o comerse tal cual, si está bien cocida.

Wakame

Es la más tierna de todas las algas. Es muy rica en vitaminas del grupo B y C y nos aporta mucho hierro, calcio y yodo. Estimula la producción de hormonas y es muy aconsejable para el sistema circulatorio y para eliminar toxinas; además, reblandece las fibras de las legumbres. Su sabor es suave. Requiere poco tiempo de cocción. Cruda se puede consumir en ensaladas, tras haber sido puesta en remojo durante diez minutos. Cocinada puede tomarse con verduras, cereales, en sopas o cremas, al vapor, rehogada con cebolla o puerro, etc.

AMASAKE

Es el resultado de la fermentación del arroz dulce o del mijo cocidos con el hongo *koji*. Los hidratos de carbono, las proteínas y las grasas se descomponen en azúcares más simples, aminoácidos y ácidos grasos respectivamente. Al ser un producto entero (integral) no ha perdido sus fibras, enzimas y vitaminas, y además ayuda a mejorar el funcionamiento del sistema metabólico.

AZUKI

Junto con las lentejas y garbanzos, es una de las legumbres que deberíamos consumir con más frecuencia. Es muy digerible, y es recomendable consumirla cuando se está sufriendo de falta de vitalidad.

Es la única legumbre alcalinizante. Tiene muchas proteínas y un bajo índice glucémico. Su sabor es dulce y, por su forma, tiene mucha afinidad con el riñón.

JENGIBRE

Se extrae del suelo cuando sus hojas se han secado. Las barbas de la raíz y el resto del tallo se eliminan. La raíz se lava y se deja secar al sol. Es antioxidante, antiséptico y expectorante. Tonifica y calienta. Estimula la circulación sanguínea. Su energía es descendente y expansiva, por lo que no es aconsejable tomarlo en caso de diarrea. Combate las náuseas, protege frente a enfermedades respiratorias y estimula la eliminación de toxinas del hígado.

KUZU

Es la raíz de una planta que crece a gran profundidad. Es muy alcalino y es adecuado para problemas del sistema digestivo de carácter expansivo como gases o flatulencias. Contiene muchos minerales y alivia el cansancio e incrementa la vitalidad. Es aconsejable para personas con mucho frío. Se usa disolviéndolo en un poco de agua fría como espesante de salsas o postres.

MELAZA DE ARROZ

Es un endulzante de absorción lenta (no como otros), y que parece miel. Se usa en lugar del azúcar.

MISO

Pasta de origen japonés que proviene de la fermentación con sal de la soja durante varios años, en los que adquiere sustancias muy beneficiosas e insustituibles. Es por ello que es el mejor derivado de la soja. Contiene proteasas, lipasas y amilasas, que ayudan a la ruptura de las proteínas, grasas y azúcares, por lo que es aconsejable tomarlo cuando comemos estos.

Gracias al proceso de fermentación al que es sometido, produce lactobacilos (*Lactobacillus*), unas sustancias defensoras y regeneradoras de la flora bacteriana «buena» y que actúan contra los parásitos intestinales, así como contra los efectos del exceso de alimentos dulces y tóxicos como el tabaco y el alcohol. Además, el miso nutre la piel, promueve la regeneración celular y hace brillar el cabello con vitalidad.

Al ser un producto fermentado, no tiene que hervir; si lo hace, pierde las enzimas y sus propiedades terapéuticas. Además, se debe conservar en un lugar fresco pero fuera de la nevera, ya que el frío también destruye las enzimas. Hay diversas variedades de miso:

Shiro miso (blanco, fermentado con arroz, joven, dulce, verano). No regenera la flora intestinal porque su proceso de fermentación es corto. Es ideal para usarlo en aliños, cremas o salsas.

Mugi miso (más marrón, fermentado con cebada, intermedio, primavera, otoño). Es el más aconsejable para consumir todo el año.

Hatcho miso (más oscuro, invierno). La fermentación solo se hace con soja, sin ningún otro cereal, por lo que es el más intenso.

SEITÁN

El seitán es un producto originario de Oriente y no es más que el gluten del trigo extraído de la harina hervido durante hora con tamari y el alga *kombu*, lo cual implica un enriquecimiento en sales minerales y el aporte de los aminoácidos que les faltan a los cereales para completar la proteína. Es la denominada *carne vegetal*, no solo por su alto contenido proteico (similar al de la carne) sino también por su color marrón, su textura esponjosa, su sabor y su consistencia parecidos a los de la carne.

TAMARI

El tamari es el líquido que desprende el miso en su proceso de fermentación y sus cualidades son parecidas, aunque se utiliza normalmente para condimentar los platos y para realzar su sabor en lugar de la sal. Conviene aclarar que hay dos tipos de salsas en el mercado; una es el tamari, salsa de soja fermentada con agua y sal, y la otra es el *tamari shoyu*, obtenido por la fermentación del trigo y la soja con agua y sal. El sabor del *shoyu* es más suave pero no hay que olvidar que contiene gluten, por lo que las personas celíacas no deben consumirlo. En ambas salsas, el proceso de fermentación es largo; dura de 12 a 24 meses.

TEMPEH

El *tempeh* es el resultado de la fermentación del grano de soja, ligeramente cocinado, por medio de un moho (*Rhizopus oligosporus*) presente en la misma raíz de la planta. El tiempo de fermentación es muy inferior al del miso o el tamari, por lo que hay que cocinarlo o hervirlo. Es muy digerible gracias a las enzimas producidas durante la fermentación, ya que estas rompen y digieren parcialmente todos los aceites y proteínas de la soja, lo cual hace que sean más asimilables, y posee un antioxidante natural que produce la soja para su propia grasa. Aporta fibra, es un antibiótico natural y tiene propiedades estimulantes del crecimiento.

TOFU

El tofu es la coagulación de la leche de soja con *nigari* (cloruro de magnesio), con lo cual es un producto de naturaleza muy fría y cruda. Hay que hervirlo siempre al menos 10 minutos y luego cocinarlo antes de consumirlo. Se puede añadir el alga *kombu* o la *wakame* para facilitar la digestión.

UMEBOSHI

Es una ciruela fermentada en sal marina durante más de dos años. Sus propiedades son medicinales. Neutraliza la acidez y alcaliniza la sangre, tiene efectos antibióticos y antisépticos, previene la fatiga y retrasa el envejecimiento. Promueve el apetito, regula el estreñimiento y la diarrea, desintoxica y va muy bien para náuseas, resfriados y gripes por su alto contenido en vitamina C. Para aliños, para dar un toque salado cuando no se quiere o puede tomar sal.

VINAGRE

Es antiséptico, astringente, diurético y antifúngico. Su energía es de enfriamiento y expansión extrema, y nos acidifica. El organismo busca minerales en los huesos y músculos para contrarrestar este efecto, por lo que podemos decir que nos desmineraliza. El vinagre de arroz y el balsámico son algo más suaves que los de vino o manzana, pero aun así hay que controlar su consumo. El único vinagre que no desmineraliza es el de *umeboshi*.

9

PLAN GENERAL DE COMIDAS EN EL DÍA A DÍA

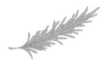

PLANIFICACIÓN SEMANAL PARA UNA PERSONA SALUDABLE EN PRIMAVERA/VERANO

Lo más importante es que comprendamos que somos un organismo biológico que necesita tener una energía coherente, de alta vibración, y que nuestros alimentos nos la deben aportar.

En términos generales:

Desayuno

1. Tomar un extracto lento* de 80 % vegetales y 20 % fruta.
2. Puedes tomar alguna pieza de fruta.

Media mañana

1. Pan tostado o sin gluten con paté vegetal,* hummus,* aguacate, guacamole,* olivada, crema Budwig, crema de algarroba.
2. Té verde, INFUSIÓN DEPURATIVA.

O bien

1. Cereal crujiente sin gluten (amaranto, quinoa, arroz, mijo) con leche vegetal (arroz, avena, mijo...). Puedes poner cacao crudo o café de cereales.
2. INFUSIÓN DE GASES.

Comida

1. Ensalada variada (vegetales variados de temporada).
2. 25 % de hidratos de carbono* en forma de arroz integral, pasta (*kamut*, arroz, guisantes, lenteja coral...), mijo, quinoa; o bien legumbre* (lentejas, azukis, garbanzos, judías...). El otro 75 %, que sean vegetales de temporada.*
3. INFUSIÓN DIGESTIVA.

Otra opción es:

1. Una ensalada fría (75 %) e hidratos de carbono (25 %).
2. Gazpacho frío o crema fría de verduras.
3. INFUSIÓN DIGESTIVA.

Merienda

Fruta.

O bien

Extracto lento* de frutas (25 %) y verduras (75 %).

Cena

1. Ensalada variada (con vegetales de temporada).
2. Proteína (carne blanca bio o pescado o huevo bio o tofu bio o *tempeh*...) con verduras.*
3. INFUSIÓN HEPÁTICA.

Notas

* Podemos proveerte de estos productos en Lidia-biosalud.

PLANIFICACIÓN SEMANAL PARA UNA PERSONA SALUDABLE EN OTOÑO/INVIERNO

Desayuno

1. Extracto lento* de verduras (80 %) y fruta (20%).
2. Sopa de miso negro con algas.

Media mañana

1. Crema de cereales integrales enteros.*
2. INFUSIÓN DIGESTIVA.

Comida

1. Ensalada tibia variada (vegetales variados de temporada).

2. 25 % de hidratos de carbono[*] en forma de arroz integral, pasta (*kamut*, arroz, guisantes, lenteja coral...), mijo, quinoa...; o bien legumbre[*] (lentejas, azukis, garbanzos, judías...). El otro 75 %, que sean vegetales de temporada.[*]
3. INFUSIÓN DIGESTIVA.

Otra opción es:

1. Sopa de verduras (75 %) e hidratos de carbono (25 %).
2. Verduras con otras formas de cocción.
3. INFUSIÓN DIGESTIVA.

Merienda

Frutos secos con fruta seca.

O bien

Extracto lento[*] de frutas (25 %) y verduras (75 %).

Cena

1. Crema de verduras[*] (con vegetales de temporada) / consomé de sopa.[*]
2. Proteína (carne blanca bio o pescado o huevo bio o tofu bio o *tempeh*...) con verduras.[*]
3. INFUSIÓN HEPÁTICA.

NOTAS

[*] Podemos proveerte de estos productos en Lidiabiosalud.

10

MENÚS Y RECETAS PARA UNA ALIMENTACIÓN SENSATA

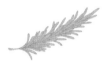

CONSIDERACIONES ACERCA DE LOS MENÚS Y LAS COMBINACIONES DE ALIMENTOS

Los menús siguientes están creados para que puedas escoger entre varias posibilidades.

Si te interesa perder peso, elige el mayor número de veces el desayuno A o el B. Escoge el C si eres una persona sana y delgada que necesita comer más. Haz lo mismo con las opciones de media tarde. Modera el consumo o restríngelo si quieres perder peso, y retómalo cuando estés en tu peso ideal; este es el momento idóneo para permitirte esos «momentos dulces» y saciar la necesidad de azúcar o repostería, tan perjudiciales si se toman de manera habitual.

El tiempo de espera para poder volver a consumir fruta depende de la última ingesta:

- Después de haber comido fruta, espera 20 minutos.
- Después de haber comido una ensalada cruda, espera 2 horas.
- Después de haber tomado una comida sin carne, espera 3 horas.
- Después de haber tomado una comida con carne, espera 4 horas.
- Después de haber tomado una comida mal combinada, espera 8 horas.

Una comida mal combinada es aquella en la que se comen, conjuntamente, hidratos de carbono y proteínas (es decir, carne con patatas, pan con queso, pasta con carne, etc.) o un tipo de proteína con otra proteína. La digestión del carbohidrato necesita un medio alcalino, que empieza por las amilasas de la saliva. La digestión de la proteína necesita un medio más ácido. Por eso, el hecho de tomarlos por separado hace que tanto la digestión como la absorción de nutrientes tengan lugar de manera óptima. Ello permite ahorrar energía al organismo, lo cual le posibilita realizar mejor sus funciones.

Todos los menús que aquí se ofrecen se consideran bien combinados. Las recetas son las que hacemos y comemos en mi casa.

Es muy importante respetar las horas de los ciclos naturales del organismo. Por lo tanto, no cenes más tarde de las ocho y acompaña el proceso depurativo de la mañana comiendo solamente fruta o zumos de fruta hasta el mediodía.

DOS SEMANAS DE MENÚS Y RECETAS

Todas las recetas que se exponen a continuación son para cuatro personas.

DESAYUNO

Opción A: Fruta toda la mañana, hasta la hora de comer.
Opción B: Extracto de verduras y fruta.
Opción C: Opción B, y a media mañana:

PATÉ DE ATÚN Y AGUACATE

Ingredientes

1 lata de atún
1 aguacate maduro
1 cucharadita de pasta de
  umeboshi

2 cucharadas de zumo de
limón

Elaboración

Pelar el aguacate, chafar con un tenedor en un recipiente, escurrir el aceite del atún y añadir el resto de ingredientes. Mezclar bien y servir.

Comerlo con bastoncitos de verduras crudas (pepino, zanahoria...).

COMIDA

SOPA DE MISO

Ingredientes

1 cebolla cortada fina a medias lunas
1 zanahoria en medias rodajas
1 hoja de col cortada muy fina
5 cm de alga *wakame* a trocitos
1 litro de agua mineral
1 cucharada de aceite de oliva
1 cucharada de miso
Perejil fresco picado
Unas gotas de jengibre (opcional) para dar más calor interior

Elaboración

Calentar el aceite en una olla, y saltear la cebolla durante unos minutos con una pizca de sal. Añadir la col, la zanahoria y el alga y cubrir con agua. Hervir 10 minutos.

Diluir el miso con un poco del caldo, bajar el fuego al mínimo para que no hierva, añadir el miso y dejar 3 minutos. Añadir las gotas de jengibre y servir caliente con el perejil.

CALABAZA RELLENA DE QUINOA

Ingredientes

1 calabaza
2 cebollas pequeñas
1 taza de setas
1 medida de quinoa
2 medidas de agua
Sal marina
Nuez moscada
Canela en polvo
Pimienta negra
Jugo de jengibre

1 cucharada de almendras   Perejil
crudas

Elaboración

Lavar la quinoa, escurrir y reservar.

Cortar las cebollas en cuadraditos y ponerlas en una olla con un poco de aceite y sal. Saltear durante 5 minutos a fuego medio. Añadir la canela, la pimienta, el jugo de jengibre fresco, la nuez moscada, la quinoa y el agua sin dejar de remover. Tapar, bajar el fuego al mínimo y dejar cocer 20 minutos hasta que el agua se haya evaporado. Reservar.

Cortar la calabaza por la mitad horizontalmente y untar el interior con aceite y espolvorear con sal. Poner agua a calentar en una olla para vapor, poner las mitades de la calabaza boca abajo y cocer con la tapa puesta hasta que esté blanda (de 15 a 20 minutos).

Cortar las setas en trozos pequeños, poner una pizca de aceite en una sartén y saltearlas con un poco de sal o tamari. Incorporar las almendras cortadas en mitades y el perejil picado y saltear 5 minutos más.

Mezclar la quinoa con el salteado de setas y rellenar las mitades de calabaza con cuidado.

SALSA DE CEBOLLA

Ingredientes

2 cebollas   Pimienta negra
Cúrcuma   1 hoja de laurel

1 cucharadita de zumo de limón

Leche de coco

Aceite de oliva

Sal marina

Elaboración

Cortar las cebollas a medias lunas finas y saltearlas en una sartén con un poco de aceite de oliva y una pizca de sal durante 10 minutos a fuego bajo. Añadir un fondo de agua y la hoja de laurel, tapar y cocinar durante 10 minutos más. Añadir la cúrcuma y la pimienta y la leche de coco. Guisar a fuego bajo 10 minutos. Condimentar con el zumo de limón.

ENSALADA MULTICOLOR

Ingredientes

Lechuga

Rabanitos

Tomates *cherry*

Germinados varios

Semillas de calabaza y girasol

Alga *dulse*

Aceitunas

Chucrut

Elaboración

Remojar el alga *dulse* con agua que justo la cubra durante 3 minutos. Lavar y tostar las semillas. Cortar la lechuga en trozos, los tomates por la mitad y los rabanitos en rodajas.

Disponerlo en una ensaladera y añadir las aceitunas, los germinados, las semillas tostadas y el chucrut.

ALIÑO AL PESTO

Ingredientes

½ taza de albahaca fresca
½ taza de perejil fresco
1 diente de ajo
3 cucharadas de aceite de oliva

1 cucharadita de pasta de *umeboshi*
2 cucharadas de miso blanco
4 cucharadas de almendras

Elaboración

Trocear el perejil y la albahaca y triturarlo todo.

MEDIA TARDE

Opción A: Extracto de zanahoria
Opción B: Una pieza de fruta
Opción C:

MOUSSE DE FRESA

Ingredientes

1 bandejita de fresas eco-lógicas
3 cucharadas de agar-agar
½ litro de leche de arroz
1 cucharada de ralladura de limón

4 cucharadas de melaza de arroz
1 cucharada de crema de almendras
Sal marina
Hojas de menta

Elaboración

Hervir la leche de arroz con los copos de agar-agar, la ralladura de limón y una pizca de sal durante 10 minutos a

111

fuego bajo. Añadir las fresas cortadas por la mitad reservando alguna para la decoración, la melaza y la crema de almendras. Dejar enfriar hasta que se solidifique. Cortar en trozos y pasar por la batidora hasta conseguir la consistencia de *mousse*. Si queda muy espeso, añadir un poco de leche de arroz. Enfriar en la nevera. Servir en boles decorando con fresas partidas en cuartos y unas hojas de menta.

CENA

CREMA DE PUERROS Y CALABACÍN

Ingredientes

2 o 3 puerros
4 calabacines
Sal marina
1 cucharadita de albahaca seca
2 cucharadas de miso blanco

2 cucharadas de almendra molida
Albahaca fresca
Aceite de oliva
Leche de arroz

Elaboración

Lavar y cortar los puerros finos y saltear en una olla con un poco de aceite y sal durante 10 minutos a fuego bajo. Cortar los calabacines en rodajas finas y añadirlos junto a la albahaca seca. Poner un fondo de agua, tapar y cocer 25 minutos a fuego bajo.

Triturar junto al miso y la almendra molida. Añadir leche de arroz para rectificar la consistencia. Picar unas hojas de albahaca para decorar.

ESTOFADO DE RAÍCES CON SEITÁN CRUJIENTE

Ingredientes

2 cebollas
2 zanahorias
1 chirivía
2 nabos
1 paquete de seitán
(o ½ kilo de pollo)

1 rama de romero fresco
1 cucharada de concentra-
do de manzana
1 cucharada de tamari

Elaboración

Cortar la cebolla a cuartos y el resto de verduras a trozos grandes.

Saltear las cebollas con un poco de aceite y sal durante 5 minutos a fuego medio. Añadir el resto de verduras, el romero, el concentrado de manzana, agua que cubra ⅓ del volumen de las verduras y una pizca más de sal. Tapar, llevar a ebullición y cocer a fuego lento durante 25 minutos vigilando que no se pierda el agua antes de tiempo.

Calentar una sartén con un poco de aceite y dorar el seitán (o el pollo) cortado en cubos unos minutos a fuego suave hasta que quede crujiente. Añadir el tamari. Incorporarlo al estofado y servir.

ENSALADA CÉSAR

Ingredientes

1 diente de ajo
3 cucharadas de aceite de
oliva
1 cucharada de zumo de
limón fresco

1 cucharadita de mostaza
1 hoja de alga *nori*
1 pizca de sal marina
1 lechuga romana pequeña
Pimienta negra

Elaboración

Poner el diente de ajo en un tazón grande y aplastarlo con un tenedor. Añadir el aceite y batirlo enérgicamente. Retirar el ajo. Añadir el zumo de limón y la mostaza y mezclar bien con el tenedor.

Tostar la hoja de alga *nori* en una sartén unos segundos por cada lado hasta que se vuelva crujiente y de un color verdoso. Desmenuzarla y añadirla al aliño junto a la sal. Volver a batir.

Lavar la lechuga y secarla bien. Trocearla, añadirla al tazón y mezclar bien. Añadir una pizca de pimienta negra y volver a mezclar.

DESAYUNO

Opción A: Fruta toda la mañana hasta la hora de comer.

Opción B: Extracto de verduras y fruta.

Opción C: Opción B y a media mañana:

HUMMUS

Ingredientes

1 taza de garbanzos cocidos

1 cucharada de tahini (mantequilla de sésamo)

El zumo de ½ limón

½ diente de ajo picado

1 cucharada de aceite de oliva

1 cucharada de pasta de *umeboshi*

Elaboración

Hacer puré todos los ingredientes con la batidora hasta conseguir la consistencia y gusto deseados.

Comerlo con bastoncitos de verduras crudas (pepino, zanahoria...).

COMIDA

LASAÑA DE CALABACÍN CON VERDURAS

Ingredientes

2 zanahorias

2 cebollas

1 diente de ajo

2 tomates rallados

1 hoja de laurel

2 calabacines

3 cucharadas de maíz
cocido

Aceite de oliva
Tamari

Elaboración

Cortar las cebollas en cuadraditos pequeños y saltearlas en una sartén con un poco de aceite de oliva durante 10 minutos a fuego bajo. Añadir el ajo picado, el tomate rallado y el laurel y guisar durante 15 minutos a fuego bajo. Cortar las zanahorias en cuadraditos pequeños y añadirlos junto al maíz cocido. Tapar y guisar 15 minutos más.

Cortar los calabacines en finas capas longitudinalmente emulando las láminas de pasta de lasaña. Engrasar con aceite una fuente para horno y poner una capa de láminas de calabacín. Poner encima una capa de relleno y encima una capa de bechamel. Repetir hasta completar acabando con una capa de calabacín y encima bechamel.

Espolvorear almendras molidas y gratinar en el horno.

BECHAMEL DE COLIFLOR

Ingredientes

2 cebollas
1 coliflor
Aceite de oliva

Sal marina
Nuez moscada
Leche de arroz

Elaboración

Cortar las cebollas a medias lunas y sofreírlas con un poco de aceite y una pizca de sal durante 10 minutos. Añadir la coliflor cortada en flores, agua que cubra un tercio del volumen de las verduras, un poco más de sal y la nuez moscada. Tapar y cocer a fuego bajo entre 15 y 20 minutos.

Triturar y equilibrar el espesor y el gusto con leche de arroz o más nuez moscada.

ENSALADA DE ARROZ

Ingredientes

1 taza de arroz integral
2 tazas de agua
1 cucharada de aceite de oliva
3 calabacines medianos cortados en rodajas de ½ centímetro
2 cucharadas de agua
1 cucharadita de albahaca seca

1 cucharadita de orégano seco
4 tazas de lechuga de una o más variedades
2 tazas de espinacas picadas gruesas
1 taza de germinados de alfalfa
½ taza de aceitunas rellenas en rodajas

Aliño:

1 diente de ajo
5 cucharadas de aceite de oliva
2 cucharadas de zumo de limón
½ cucharadita de mejorana seca

¼ de cucharadita de menta seca
½ cucharadita de tomillo seco
Una pizca de sal marina
Pimienta negra recién molida

Elaboración

Lavar y escurrir el arroz en una olla. Añadir un poco de sal y las 2 tazas de agua. Llevar a ebullición, bajar el fuego y tapar. Cocer entre 35 y 40 minutos, hasta que el agua se haya evaporado totalmente.

En una sartén, poner el aceite a calentar y añadir las rodajas de calabacín. Remover durante 1 minuto. Añadir las 2 cucharadas de agua y seguir removiendo unos minutos hasta que los calabacines tomen un color más brillante. Añadir la albahaca y el orégano, remover y retirar del fuego.

Poner en el vaso de la batidora todos los ingredientes del aliño y triturar.

Lavar y secar la lechuga. Trocearla y mezclarla en una ensaladera grande con las espinacas y los germinados. Añadir el arroz, los calabacines, las aceitunas y el aliño. Remover bien para que se mezclen los sabores.

MEDIA TARDE

Opción A: Extracto de zanahoria
Opción B: Una pieza de fruta
Opción C:

PERAS CON ALMÍBAR DE LIMÓN

Ingredientes

2 o 3 peras maduras
½ litro de zumo de manzana
2 cucharadas de zumo de limón

½ cucharadita de ralladura de limón
2 cucharadas de *kuzu*
1 cucharada de melaza de arroz
1 cucharada de almendras

Elaboración

Tostar las almendras y cortarlas en láminas.

Calentar agua en una olla para vapor. Pelar las peras, cortarlas por la mitad, quitarles el corazón y cocerlas al vapor durante 10 minutos. Reservar.

Calentar el zumo de manzana con la melaza, el zumo y la ralladura de limón. Deshacer el *kuzu* con un poco de zumo o agua fríos y añadirlo, removiendo constantemente hasta que se espese un poco, sin dejar que hierva.

Poner las mitades de pera en una bandeja y verter el almíbar por encima. Decorar con almendras cortadas en láminas.

CENA

SOPA DE REMOLACHA Y *DULSE*

Ingredientes

2 cebollas
4 zanahorias
½ taza de alga *dulse*
1 remolacha cocida
½ diente de ajo
Aceite
Sal

1 hoja de laurel
1 cucharada de vinagre de *umeboshi*
1 cucharada de jugo concentrado de manzana
Perejil

Elaboración

Remojar el alga con agua que solo la cubra mientras se preparan el resto de ingredientes. Cortar las cebollas a medias lunas finas y saltear con un poco de aceite y sal durante 10 minutos a fuego bajo. Añadir las zanahorias cortadas a rodajas finas, el alga con el agua en la que ha estado en remojo, una pizca de sal, el laurel y agua que cubra las verduras. Tapar y cocer 20 minutos a fuego bajo. Retirar el laurel, añadir la remolacha cortada en cubitos, el ajo, el vinagre de *umeboshi* y el concentrado de manzana. Triturar con la batidora y servir con perejil picado por encima.

TEMPEH O POLLO CON ALMENDRAS Y *SHITAKE*

Ingredientes

1 paquete de *tempeh* (o ½ kilo de pollo)
1 tira de alga *kombu*
2 cebollas
100 g de setas *shitake*
2 cucharadas de tamari

1 cucharada de ralladura de limón
100 g de almendras
2 cucharadas de perejil
1 cucharada de *kuzu*

Elaboración

Poner la *kombu* en remojo durante 20 minutos con agua mineral. Cortar las cebollas a medias lunas y saltearlas con un poco de sal en una sartén con un poco de aceite a fuego bajo durante 10 minutos. Cortar el *tempeh* (o el pollo) en trozos y añadirlo. Saltear 2 minutos.

Cortar las setas en láminas y añadirlas junto a la *kombu* y el agua de remojo. Echar 1 cucharada de tamari y completar con agua hasta que cubra la mitad del *tempeh* o el pollo. Llevar a ebullición, tapar, bajar el fuego al mínimo y cocer durante 25 o 30 minutos.

Añadir la ralladura de limón y las almendras y dejar cocer 5 minutos más.

Disolver el *kuzu* con un poco de agua fría y 1 cucharada de tamari y verterlo por encima removiendo para evitar que se formen grumos.

Decorar con el perejil picado.

ENSALADA DE JUDÍAS VERDES CON *ARAME*

Ingredientes

1 manojo de judías verdes	2 cucharadas de semillas
½ col	de calabaza
5 rabanitos	Sal
½ taza de alga *arame*	

Elaboración

Cortar las judías y la col en tiras finas y los rabanitos en rodajas finas. Remojar el alga 10 minutos y escurrirla.

Calentar agua en una olla con sal y hervir las judías y la col juntas durante 4 minutos. Retirar del fuego, lavarlas inmediatamente con agua fría y escurrir.

Mezclar todas las verduras con las semillas y el alga.

Para el aliño

3 cucharadas de zumo de limón	Una pizca de tomillo seco
½ taza de aceite de oliva	½ cucharadita de sal
1 cucharadita de orégano seco	1 diente de ajo machacado

Mezclar todos los ingredientes en una jarra con tapa y agitar vigorosamente. Guardar el sobrante de este aliño en la nevera unas cuantas horas para que los sabores se mezclen.

DESAYUNO

Opción A: Fruta toda la mañana hasta la hora de comer.

Opción B: Extracto de verduras y fruta.

Opción C: Opción B y a media mañana:

PATÉ DE SARDINAS

Ingredientes

1 lata de sardinillas en aceite
El zumo de ½ limón
1 cucharadita de mostaza natural

2 zanahorias ralladas finas
Unas gotas de tamari
2 cucharadas de perejil fresco o cebollino cortado fino

Elaboración

Escurrir el aceite de las sardinas y triturarlas con un tenedor. Añadir el resto de ingredientes. Mezclar bien y servir.

Comerlo con bastoncitos de verduras crudas (pepino, zanahoria...).

COMIDA

PASTEL DE MIJO CON SALSA DE REMOLACHA

Ingredientes

1 taza de mijo
3 tazas de agua

1 cebolla
1 zanahoria

½ coliflor
1 hoja de laurel
1 cucharada de alcaparras
Pimienta negra

Nuez moscada
Sal marina
Aceite

Elaboración

Lavar bien el mijo y escurrirlo. Cortar la cebolla en cuadraditos y ponerla en una olla con aceite y una pizca de sal durante 10 minutos a fuego bajo. Cortar la coliflor en florecitas pequeñas y la zanahoria en cuadraditos y añadirlas a la cebolla. Rehogar unos minutos y añadir el laurel, el mijo, el agua, una pizca de sal, nuez moscada y pimienta negra. Llevar a ebullición, tapar y bajar el fuego al mínimo y dejar cocer durante 25 minutos, hasta que se haya absorbido toda el agua.

Sacar el laurel, añadir las alcaparras, remover, verter sobre un molde y dejar enfriar.

SALSA

Ingredientes

1 cebolla
3 zanahorias
1 diente de ajo
1 remolacha pequeña
  cocida
1 cucharadita de orégano

Aceite de oliva
Sal marina
1 cucharada de vinagre de
  umeboshi
1 cucharada de jugo concentrado de manzana

Elaboración

Cortar la cebolla a medias lunas, picar el ajo y cortar las zanahorias en rodajas. Saltear la cebolla con un poco de aceite y sal en una cazuela durante 10 minutos a fuego bajo. Añadir el ajo picado y saltear 5 minutos más. Añadir las zanahorias, el orégano, un poco de sal y una base de agua (⅓ del volumen de las verduras). Tapar y cocer a fuego medio durante 15 minutos.

Poner el contenido en el vaso de la batidora sin echar todo el líquido y añadir un trozo de remolacha, el vinagre de *umeboshi* y el concentrado de manzana. Batir y probar el sabor y el color. Rectificar con la remolacha, el vinagre de *umeboshi* y el concentrado de manzana hasta conseguir la consistencia y el gusto deseados.

ENSALADA DE BRÓCOLI

Ingredientes

Rabanitos

Pepino

Aceitunas negras

1 brócoli

Para el aliño

1 cucharada de miso blanco

1 cucharada de tahini

1 cucharadita de mostaza

1 cucharadita de zumo de limón

1 cucharadita de concentrado de manzana

Agua

Elaboración

Cortar el brócoli en flores medianas y hervirlo en agua con sal durante 3 o 4 minutos. Escurrir enseguida y lavar con agua fría bajo el grifo. Cortar los rabanitos y el pepino en rodajas. Ponerlo todo en una fuente junto a las aceitunas y acompañar con el aliño.

Miércoles

PRIMERA SEMANA

MEDIA TARDE

Opción A: Extracto de zanahoria.
Opción B: Una pieza de fruta.
Opción C:

TORTA CRUJIENTE CON SEMILLAS

Ingredientes

½ paquete de tortas de arroz

4 cucharadas de semillas (de girasol, calabaza y sésamo)

4 cucharadas de frutos secos (almendras, nueces, avellanas)

1 cucharada de pasas

1 cucharada de coco rallado

6 cucharadas de melaza de arroz

1 cucharadita de canela en polvo

Elaboración

Lavar y tostar las semillas por separado y tostar los frutos secos (sin lavar). Desmenuzar las tortas de arroz con las manos.

Calentar en una olla la melaza de arroz a fuego bajo removiendo constantemente con una espátula y añadir el resto de ingredientes. Mezclar bien todos los componentes hasta que quede una pasta compacta.

Verter sobre un molde cubierto con papel vegetal y cubrir con otro papel. Aplastar con las manos para que la mezcla quede bien tupida y homogénea.

Poner en el horno caliente a gratinar 2 o 3 minutos. Sacar y dejar que se enfríe.

CENA

CALDO DE VERDURAS CON ALBÓNDIGAS DE TOFU

Ingredientes para las albóndigas

½ paquete de tofu fresco
1 zanahoria
2 dientes de ajo
2 cucharadas de perejil
1 cucharada de tamari

2 cucharadas de semillas
de sésamo
Harina integral
Aceite

Elaboración

Hervir el tofu en un cazo con agua durante 10 minutos y tostar las semillas de sésamo tras haberlas lavado. Rallar la zanahoria finamente y escurrir el jugo. Picar los ajos y dorarlos un poco en una sartén con un poco de aceite.

Desmenuzar el tofu en un bol con un tenedor y añadir la zanahoria rallada, los ajos salteados, el perejil picado, las semillas de sésamo, una cucharada de harina y el tamari.

Mezclar todo bien y hacer las albóndigas.

Rebozarlas con harina, freírlas hasta que estén doradas y ponerlas en un plato con papel de cocina para que absorba el exceso de aceite.

Ingredientes para el caldo

1 tira de alga *kombu*
1 zanahoria pequeña
1 chirivía pequeña
1 tira de apio
1 cebolla pequeña
½ col pequeña

1 hoja de laurel
1 litro y medio de agua
2 cucharadas de tamari
1 cucharada de jugo de
jengibre
Perejil

Elaboración

Poner en una olla el agua con el alga *kombu* y dejar en remojo durante 30 minutos. Cortar las verduras en trozos grandes excepto el apio, que hay que cortar muy fino. Poner la olla en el fuego y llevar a ebullición. Añadir las verduras y el laurel, tapar, bajar el fuego al mínimo y dejar hervir durante 30 minutos.

Colar las verduras y condimentar con el tamari y el jugo de jengibre.

En el bol de cada comensal, poner varias albóndigas, verter el consomé caliente por encima y decorar con el perejil picado.

COL CON *HIZIKI* Y GERMINADOS

Ingredientes

½ col

½ taza de germinados de col

½ taza de alga *hiziki*

1 cucharadita de vinagre de arroz

1 cucharadita de concentrado de manzana

1 cucharadita de tamari

Elaboración

Poner en remojo el alga durante 20 minutos, escurrirla y cortarla. Colocarla en un cazo, cubrirla de agua y hervirla 2 minutos. Volverla a escurrir. Cubrir ⅓ de su volumen con agua nueva e incorporarle el vinagre de arroz y el concentrado de manzana. Tapar y cocer a fuego bajo durante 20 o 30 minutos, hasta que el líquido se haya evaporado totalmente. Añadir el tamari y reservar.

Cortar la col en tiras finas y hervirla en agua con sal durante 4 minutos. Enfriar inmediatamente bajo el grifo y escurrir bien.

Mezclar la col con el alga *hiziki* y los germinados y poner como base para servir las brochetas.

TOFU BRASEADO

Ingredientes

½ paquete de tofu natural
Jengibre
1 cucharada de tamari

2 cucharadas de jugo concentrado de manzana
Aceite de oliva

Elaboración

Cortar el tofu en cubos grandes, ponerlos en una sartén con un poco de aceite de oliva y guisarlos a fuego medio hasta que queden bien crujientes y dorados.

Cubrir la mitad del volumen del tofu con agua y añadir el tamari, el jugo concentrado de manzana y el jengibre cortado a rodajas.

Tapar y cocer a fuego bajo durante 10 minutos. Dar la vuelta a los cubos y seguir cociendo hasta que todo el líquido se haya evaporado.

Miércoles

PRIMERA SEMANA

Jueves

PRIMERA SEMANA

DESAYUNO

Opción A: Fruta toda la mañana hasta la hora de comer.

Opción B: Extracto de verduras y fruta.

Opción C: Opción B y a media mañana:

PATÉ DE REMOLACHA

Ingredientes

2 remolachas cocidas
1 cucharada de ralladura de limón
1 cucharada de crema de cacahuete

1 cucharadita de pasta de *umeboshi*
1 cucharada de miso blanco

Elaboración

Trocear la remolacha y hervirla en un cazo durante 5 minutos con un fondo de agua. Colar el agua y reservarla.

Poner la remolacha en el vaso de la batidora junto al resto de ingredientes y triturar, añadiendo más agua hasta conseguir la consistencia deseada.

COMIDA

SOPA DE FIDEOS CON VERDURAS

Ingredientes

8 tazas de agua

1 cebolla mediana picada gruesa

4 chalotas en rodajas finas

1 diente de ajo picado

1 tallo de apio picado

3 zanahorias cortadas en rodajas de 5 milímetros

1 taza de guisantes frescos o congelados

1 calabacín en rodajas de 5 milímetros

½ col pequeña cortada gruesa

1 cucharadita de tomillo

2 cucharaditas de orégano

1 cucharadita de albahaca seca

2 pastillas de caldo vegetal o 2 cucharadas de miso blanco

Una pizca de sal marina

Pimienta negra

1 taza de fideos hechos con pasta integral

Jueves

PRIMERA SEMANA

Elaboración

Verter el agua en una olla grande y esperar que hierva. Añadir la cebolla, las chalotas, el ajo, el apio, las zanahorias, los guisantes, los calabacines y la col. Cuando vuelva a hervir, añadir el orégano, el tomillo, la albahaca, las pastillas de caldo, la sal y la pimienta. Tapar y dejar hervir a fuego medio durante 10 minutos.

Añadir los fideos y dejar hervir el tiempo necesario según lo indicado en el paquete, hasta que la pasta esté bien cocida.

PIZZA DE VERDURAS AL PESTO

Ingredientes para la masa

3 tazas de harina

3 cucharaditas de levadura de espelta

1 cucharadita de sal

¾ de taza de agua

Elaboración

Mezclar bien la harina en un bol junto a la levadura y la sal. Añadir agua hasta formar una masa que no se pegue. Cubrir con un paño y dejar reposar 1 hora. Volver a amasar y hacer la base de la *pizza*. Volver a cubrir y dejar reposar 20 minutos.

Ingredientes para el pesto

1 taza de albahaca fresca
½ taza de perejil
1 diente de ajo
2 cucharadas de aceite de oliva
½ cucharadita de pasta de *umeboshi*

2 cucharadas de miso blanco
½ taza de almendras molidas
Agua

Ingredientes para el relleno

2 cebollas
½ taza de champiñones
3 alcachofas
5 espárragos
½ brócoli

3 cucharadas de maíz cocido
1 puñado de aceitunas
Aceite
Sal

Elaboración

Cortar las cebollas a medias lunas finas y saltear en una sartén con un poco de aceite y sal durante 10 minutos a fuego bajo. Cortar las alcachofas y los champiñones en láminas y los espárragos en trozos medianos y añadirlos. Saltear durante 6 o 7 minutos.

Poner agua a calentar y hervir el brócoli durante 4 minutos cortado en flores pequeñas. Escurrir inmediatamente y enfriar bajo el grifo. Reservar.

Calentar el horno y hornear la masa pinchada con un tenedor durante 5 minutos.

Retirar la masa y cubrirla con el pesto. Poner encima el salteado de verduras, el maíz cocido y las aceitunas. Hornear 10 minutos. Retirar y decorar con el brócoli hervido.

ENDIVIAS RELLENAS DE *DULSE*

Ingredientes

- 1 o 2 endivias deshojadas, lavadas y secadas
- 1 zanahoria
- ½ taza de alga *dulse*
- 1 aguacate
- Unas gotas de vinagre de *umeboshi*
- 2 cucharadas de semillas de sésamo
- 1 cucharada de miso blanco
- 1 cucharada de concentrado de manzana
- Unas gotas de aceite de sésamo tostado
- 1 cucharadita de mostaza
- 1 cucharada de zumo de naranja
- 1 cucharadita de ralladura de naranja

Elaboración

Remojar el alga *dulse* en agua durante 10 minutos, escurrirla y trocearla muy fina. Rallar la zanahoria muy fina y mezclarla con el alga. Añadir el miso, el concentrado de manzana, el aceite de sésamo tostado, la mostaza, el zumo y la ralladura de naranja. Reservar.

Pelar y cortar los aguacates en cubitos pequeños y rociarlos con el vinagre de *umeboshi*.

Colocar las hojas de endibia en una fuente, rellenarlas con los aguacates a daditos y colocar encima la mezcla de alga y zanahoria. Tostar las semillas de sésamo y esparcirlas por encima.

MEDIA TARDE

Opción A: Extracto de zanahoria.
Opción B: Una pieza de fruta.
Opción C:

TARTA DE LIMÓN Y PLÁTANO

Ingredientes

1 vaso de leche de arroz
2 cucharadas de algas
agar-agar
Sal marina
1 cucharada de ralladura
de limón

¼ de vaina de vainilla
2 plátanos maduros
Melaza de arroz
Galletas

Elaboración

Hervir la leche de arroz con una pizca de sal (ojo no salar), la ralladura de limón y la vainilla durante 10 minutos. Retirar la vaina de la vainilla.

Cortar los plátanos en rodajas, rociarlos con unas gotas de zumo de limón, echarlos en la leche y batir. Añadir melaza al gusto.

Poner las galletas en el fondo de un molde e ir vertiendo el líquido poco a poco por encima. Dejar que se enfríe.

CENA

CREMA DE CHIRIVÍAS

Ingredientes

4 cebollas	Leche de avena
4 chirivías	2 cucharadas de miso
Aceite de oliva	blanco
Sal marina	Nuez moscada
2 hojas de laurel	Perejil

Elaboración

Poner a calentar una olla con agua. Pelar y cortar las chirivías en rodajas finas. Escaldarlas 10 segundos y escurrir.

Cortar las cebollas a medias lunas finas y saltearlas con un poco de aceite y sal durante 10 minutos a fuego bajo. Añadir las chirivías, el laurel y agua que cubra ¼ del volumen de las verduras. Tapar y cocinar a fuego bajo durante 20 o 25 minutos.

Retirar el laurel, añadir el miso, la nuez moscada y triturar con la batidora, añadiendo leche de avena hasta conseguir una consistencia cremosa. Servir con perejil picado.

Jueves

PRIMERA SEMANA

CROQUETAS DE GARBANZOS

Ingredientes

1 tarro de garbanzos cocidos

2 zanahorias

½ cucharadita de comino en polvo

2 cucharadas de cilantro fresco

4 cucharadas de pan rallado

Aceite de oliva

Semillas de sésamo negro

Elaboración

Calentar una olla con un poco de agua y añadir los garbanzos cocidos. Cocer 10 minutos, escurrirlos y triturarlos junto con el comino.

Rallar las zanahorias finamente y escurrirlas bien. Mezclar el puré de garbanzos, el cilantro picado, las zanahorias ralladas y el pan rallado y mezclar bien con la ayuda de un tenedor. Reservar.

Lavar y tostar las semillas de sésamo negro.

Formar las croquetas, humedecerlas con aceite de oliva y rebozarlas con las semillas tostadas.

ENSALADA ENERGÉTICA

Ingredientes

3 tazas de lechuga (puede ser de diversas variedades) lavada y seca en trozos pequeños

1 taza de espinacas crudas picadas gruesas

1 pepino pelado y cortado en rodajas

1 tomate cortado en dados o rodajas

1 taza de germinados de alfalfa

1 aguacate cortado en rodajas

Elaboración

En una ensaladera grande combinar todos los ingredientes y mezclarlos con el aliño.

Ingredientes para el aliño

1 diente de ajo partido por la mitad

3 cucharadas de aceite de oliva

1 cucharada de zumo de limón

Una pizca de sal marina

Pimienta negra

Elaboración

Poner todos los ingredientes en una taza y dejarlos reposar al menos durante 15 minutos para que el ajo aromatice el aceite. Pinchar el ajo con un tenedor y batir con él todos los ingredientes. Retirar el ajo.

Jueves

PRIMERA SEMANA

Viernes

PRIMERA SEMANA

DESAYUNO

Opción A: Fruta toda la mañana hasta la hora de comer.

Opción B: Extracto de verduras y fruta.

Opción C: Opción B y a media mañana:

REVUELTO DE TOFU Y CALABAZA

Ingredientes

2 cebollas	1 hoja de albahaca fresca
1 trozo de calabaza	Albahaca seca
½ bloque de tofu fresco	Aceite de oliva
½ bloque de tofu ahumado	Sal marina
2 o 3 cucharadas de maíz cocido	Cúrcuma
	Perejil

Elaboración

Cortar las cebollas a cuadraditos y saltearlas con un poco de aceite y sal durante 10 o 12 minutos a fuego bajo. Pelar la calabaza y cortarla en cubos medianos. Incorporarla, tapar y guisar 10 minutos más.

Desmenuzar el tofu con las manos e incorporarlo. Añadir el maíz, la albahaca fresca picada y una pizca de albahaca seca, la cúrcuma y un poco de agua.

Mezclar y cocinar 20 minutos a fuego bajo con tapa removiendo de vez en cuando.

Servir con perejil picado.

COMIDA

CUSCÚS DE *KAMUT* CON AVELLANAS Y VERDURAS

Ingredientes

1 taza de cuscús de *kamut*
1 pizca de sal
1 taza de avellanas
1 pimiento rojo cortado a cuadraditos
1 pimiento verde cortado a cuadraditos
2 zanahorias cortadas a cuadraditos
1 calabacín cortado a cuadraditos
½ cucharadita de comino
½ cucharadita de curri en polvo
1 taza y media de agua
1 pastilla de caldo vegetal
1 o 2 cucharadas de tamari

Elaboración

Poner el cuscús en una sartén al fuego y tostar durante 4 o 5 minutos con una pizca de sal y apagar el fuego. Poner a hervir la taza y media de agua. Desmenuzar la pastilla de caldo sobre el cuscús, añadir el agua hirviendo, mezclar un poco y tapar. Dejar reposar unos 10 minutos tapado. Triturar las avellanas hasta conseguir una harina y reservar.

En una sartén con 2 cucharadas de aceite, saltear las verduras a fuego medio durante 10 minutos (hasta que estén tiernas) y reservar.

En una ensaladera grande, deshacer con las manos el cuscús (que se habrá quedado apelmazado). Incorporar la harina de avellanas y mezclar con las manos. Añadir las verduras, el comino, el curri y el tamari y mezclar con las manos, aireando para que quede suelto.

CREMA CON CHAMPIÑONES Y MAÍZ

Ingredientes

2 cebollas
½ coliflor
1 taza de champiñones
¼ de taza de maíz cocido
Agua mineral
Aceite de oliva
Sal

1 hoja de laurel
2 cucharadas de miso blanco
Nuez moscada
Pimienta negra
Cebollino

Elaboración

Cortar las cebollas a medias lunas finas y saltearlas con un poco de aceite y sal a fuego bajo durante 10 minutos. Añadir el laurel, la coliflor cortada a trozos y 2 tazas de agua mineral. Tapar y cocer durante 20 minutos a fuego bajo.

Quitar el laurel y batirlo. Cortar los champiñones en láminas finas y ponerlos junto al maíz cocido y el batido. Cocinar 5 minutos más. Si está muy espeso, añadir un poco más de agua, según la consistencia deseada, y el miso.

Condimentar con la nuez moscada y la pimienta negra y servir con cebollino cortado fino por encima.

ENSALADA CON ESPÁRRAGOS AL ALIOLI

Ingredientes

Variedad de lechugas (rúcula, lechuga roja y canónigos)

Tomates *cherry* cortados por la mitad
Aceitunas negras

1 zanahoria cortada a cerillas finas

1 manojo de espárragos cortados a trozos medianos

Pepinillos cortados a rodajas

Para el aliño

1 ajo picado

4 cucharadas de piñones ligeramente tostados

2 cucharadas de aceite de oliva

½ cucharadita de pasta de *umeboshi*

⅓ de taza de leche de arroz

1 cucharada de jugo concentrado de manzana

Preparación

Pasar por una sartén con un poco de aceite los espárragos con unas gotas de tamari a fuego fuerte 2 o 3 minutos. Reservar y dejar enfriar. Colocar todos los ingredientes para la ensalada en una fuente para servir y poner por encima los espárragos.

Emulsionar los ingredientes del aliño y servirlo acompañando a la ensalada.

MEDIA TARDE

Opción A: Extracto de zanahoria.

Opción B: Una pieza de fruta.

Opción C:

TARTA DE MANZANA Y FRUTAS

Ingredientes

Galletas sin azúcar

6 manzanas

1 taza de agua
Sal
1 cucharadita de ralladura
   de limón
½ vaina de vainilla
3 cucharadas de melaza de
   arroz

3 cucharadas de agar-agar
2 cucharadas de crema de
   almendras
3 kiwis
Coco rallado
Concentrado de manzana

Elaboración

Pelar las manzanas, trocearlas y ponerlas en una olla. Incorporar una pizca de sal, la vaina de vainilla abierta y rascada, el agar-agar y una taza de agua. Hervir a fuego bajo durante 12 minutos. Añadir la melaza, la ralladura de limón y la crema de almendras. Mezclar y retirar la vaina de vainilla.

En un molde, poner un fondo de galletas y verter por encima el relleno. Dejar enfriar.

Pelar y cortar los kiwis en rodajas muy finas y decorar la tarta espolvoreando coco rallado y unas gotas de concentrado de manzana.

CENA

SOPA DE COLIFLOR

Ingredientes

2 cucharadas de mante-
   quilla
1 cucharada de aceite de
   oliva

1 cebolla picada a cuadraditos
6 chalotes picados finos
1 diente de ajo picado fino
2 tallos de apio picados

1 coliflor a trozos sin el tallo central
1 pizca de sal
Pimienta negra
½ cucharadita de tomillo seco

1 cucharadita de albahaca seca
6 tazas de agua
2 cucharadas de miso blanco
1 pizca de nuez moscada

Elaboración

Derretir la mantequilla en una olla grande. Incorporar el aceite, la cebolla, los chalotes, el ajo, el apio y la coliflor. Añadir los condimentos, mezclar bien y cocer con la olla destapada a fuego medio removiendo de vez en cuando durante varios minutos. Añadir el agua y el miso y cuando empiece a hervir dejar cocer muy lentamente a fuego lento y tapado durante 15 minutos.

Destapar, dejar enfriar un poco y triturar. Añadir la nuez moscada y volver a calentar.

MENESTRA DE VERDURAS CON TOFUNESA

Ingredientes

1 taza de guisantes
1 taza de habas (opcional)
1 brócoli cortado en flores medianas
1 taza de judías verdes cortadas en trozos de 4 cm

2 zanahorias en dados medianos
4 alcachofas limpias y cortadas en 4 trozos
Agua
Sal

Elaboración

Poner en una olla una buena cantidad de agua y llevar a ebullición. Añadir una pizca de sal. Añadir todas las verduras y hervir durante 10 minutos a fuego medio. Escurrir y mezclar con la tofunesa.

TOFUNESA

Ingredientes

1 bloque de tofu
1 cucharada de zumo de limón
1 cucharadita de vinagre de arroz

4 cucharadas de aceite de oliva
½ diente de ajo
1 cucharadita de pasta de *umeboshi*

Elaboración

Hervir el tofu con agua con sal durante 15 minutos. Batirlo junto al resto de ingredientes y el agua necesaria hasta conseguir la consistencia deseada (tipo yogur).

DESAYUNO

Opción A: Fruta toda la mañana hasta la hora de comer.

Opción B: Extracto de verduras y fruta.

Opción C: Opción B y a media mañana:

TARTA DE *AMASAKE* CON MERMELADA DE ARÁNDANOS

Ingredientes

- 1 tarro pequeño de *amasake*
- 1 vaso de leche de avena
- 1 cucharada de jugo de jengibre
- 1 cucharadita de canela en polvo
- 2 cucharadas de crema de almendras
- 2 cucharadas de *kuzu*
- Galletas sin azúcar
- Mermelada de arándanos

Elaboración

Poner la leche, la canela, el jugo de jengibre y el *amasake* en un cazo y llevar a ebullición.

Disolver el *kuzu* con una pizca de agua fría. Bajar el fuego y verter el *kuzu* y la crema de almendras. Remover hasta que espese sin que llegue a hervir.

Poner en el molde un fondo de galletas impregnadas con leche de avena. Verter la mitad de la crema por encima, poner otra capa de galletas remojadas y cubrir con el resto de crema.

Dejar enfriar y guardar en la nevera (el tiempo ideal es entre 12 y 24 horas para que cuaje bien).

Sacar de la nevera y cubrir con una capa de mermelada de arándanos.

Sábado

PRIMERA SEMANA

COMIDA

CREMA DE ZANAHORIA A LA NARANJA

Ingredientes

3 cebollas

5 o 6 zanahorias

1 hoja de laurel

Sal marina

Aceite de oliva

1 cucharada de ralladura
de naranja

Elaboración

Cortar las cebollas a medias lunas finas y saltearlas con un poco de aceite de oliva y sal en una olla a fuego bajo entre 10 y 12 minutos.

Pelar y cortar las zanahorias en rodajas y añadirlas junto a la hoja de laurel, una pizca más de sal y agua que cubra ⅓ del volumen. Llevar a ebullición, bajar el fuego y tapar. Cocer 20 minutos.

Retirar el laurel y triturar ajustando la consistencia con más o menos agua.

Añadir la ralladura de naranja y servir.

CROQUETAS DE ARROZ

Ingredientes

2 partes de arroz cocido

½ parte de harina integral

2 zanahorias

3 cucharadas de semillas
de sésamo crudo

1 cebolla

½ cucharadita de nuez
moscada

½ cucharadita de canela
en polvo

1 cucharadita de orégano   2 cucharadas de tamari

2 cucharadas de nueces   Aceite de oliva

Sábado

Elaboración

Rallar las zanahorias y cortar la cebolla en cuadraditos bien pequeños.

Mezclar todos los ingredientes y amasar bien. Formar las croquetas y freírlas en abundante aceite hasta que se doren.

AGUATOPE

Ingredientes

1 o 2 tomates en rodajas   Zumo de limón

1 pepino pelado en rodajas   Sal marina

1 aguacate cortado en rodajas

Elaboración

Colocar los tomates, el pepino y el aguacate sobre una bandeja; rociar con el zumo de limón y la sal marina.

MEDIA TARDE

Opción A: Extracto de zanahoria.

Opción B: Una pieza de fruta.

Opción C:

PRIMERA SEMANA

NATILLAS

Ingredientes

3 tazas de leche de arroz

4 cucharadas de melaza de arroz

1 cucharada de ralladura de limón

1 rama de canela

Sal marina

3 cucharadas de maicena

1 cucharada de *kuzu*

Elaboración

Calentar la leche de arroz con la melaza, la ralladura de limón, la canela y la sal durante 10 minutos.

Diluir la maicena con un poco de agua fría y añadirla a la leche. Hervir 2 o 3 minutos removiendo constantemente.

Diluir el *kuzu* con un poco de agua fría, añadirlo y remover 1 o 2 minutos sin que llegue a hervir.

CENA

AZUKIS CON COCO

Ingredientes

1 taza de azukis

4 tazas de agua

1 tira de alga *kombu*

2 cebollas

1 zanahoria

1 chirivía

3 pencas de apio

2 hojas de laurel

Sal

½ taza de leche de coco

Cúrcuma

Pimienta negra

Perejil

Elaboración

Dejar las azukis en remojo la noche anterior. Escurrir y colocar en una olla. Añadir 4 tazas de agua, el alga *kombu* y el laurel y llevar a ebullición. Tapar y cocer a fuego lento 1 hora y media. Abrir la olla, añadir sal, remover con cuidado y cocer 10 minutos más.

Cortar las cebollas a medias lunas y saltearlas en una olla con un poco de aceite y sal durante 10 minutos a fuego bajo. Cortar la zanahoria y la chirivía en cuadraditos y el apio bien fino e incorporarlo todo a la cebolla. Añadir una pizca más de sal, la cúrcuma y la pimienta negra y un fondo de agua. Tapar y cocer a fuego lento 20 minutos.

Destapar y añadir las azukis cocidas, la leche de coco y cocinar 3 o 4 minutos más. Servir con perejil cortado fino por encima.

ENSALADA DE BERROS Y CANÓNIGOS

Ingredientes

1 manojo de berros
1 taza de canónigos
2 trozos de remolacha cocida
1 zanahoria
1 tira de alga *wakame*

1 puñado de germinados de alfalfa
3 cucharadas de semillas de calabaza
Perejil fresco

Para el aliño

1 cucharada de tahini
1 cucharada de zumo de limón

1 cucharada de jugo concentrado de manzana

1 cucharadita de miso blanco	1 cucharada de agua

Elaboración

Poner la *wakame* en remojo durante 10 minutos. Lavar y tostar ligeramente las semillas de calabaza. Rallar gruesa la zanahoria.

DESAYUNO

Opción A: Fruta toda la mañana hasta la hora de comer.

Opción B: Extracto de verduras y fruta.

Opción C: Opción B y a media mañana:

CREPS DE SARRACENO

Ingredientes

1 taza y media de harina de sarraceno

1 cucharadita de canela en polvo

2 cucharadas de maicena

Sal

2 tazas de leche de avena

Aceite de oliva

Elaboración

Mezclar la harina con la canela, la sal y la leche. Diluir la maicena con un poco de leche y añadirla. Batir y dejar reposar en la nevera al menos ½ hora.

Calentar una sartén y humedecerla con aceite. Poner ½ cucharón de la masa y mover la sartén para que se reparta por toda su superficie. Dejar 2 o 3 minutos por cada lado.

Ingredientes para el relleno

4 manzanas

2 peras

½ cucharadita de canela en polvo

1 trozo de piel de limón

1 pizca de sal marina

151

Domingo

PRIMERA SEMANA

Elaboración

Pelar la fruta, cortarla a trozos y rociarla con zumo de limón. Ponerla en una olla con una pizca de sal, la piel de limón, la canela y un fondo de agua.

Cocer tapado a fuego bajo durante 30 minutos.

COMIDA

PASTEL DE PATATAS

Ingredientes

¼ de taza de mantequilla

1 cebolla picada fina

1 chalota picada fina

1 tallo de apio picado fino

½ cucharadita de salvia molida

¼ de cucharadita de tomillo seco

½ cucharadita de pimentón dulce

1 pizca de sal y otra de pimienta negra

1 cucharada de perejil fresco picado

1 cubito de caldo de verduras

1 taza de agua hirviendo

Ingredientes para la cubierta de puré

4 patatas pequeñas peladas y cortadas en cubos

1 tallo de apio con hojas

1 hoja de laurel

½ diente de ajo

2 cucharadas de mantequilla

1 pizca de sal marina

Elaboración

Pelar las patatas y ponerlas en una olla grande con agua fría. Añadir el apio, el laurel y el ajo. Llevar a ebullición, tapar y dejar cocer a fuego lento durante 20 minutos. Quitar la hoja de laurel y el ajo y añadir las 2 cucharadas de mantequilla y una pizca de sal. Moler las patatas hasta obtener un puré. Reservar.

Mientras se cuecen las patatas, preparar el relleno. En una sartén grande, derretir la mantequilla (el cuarto de taza). Incorporar la chalota y el apio y saltear hasta que las verduras empiecen a ablandarse. Añadir la salvia, el tomillo, el pimentón, la sal y la pimienta y mezclar todo bien. Disolver el cubito de caldo en la taza de agua caliente, añadirlo al relleno y mezclar bien. Dejar cocer tapado a fuego muy bajo durante 15 minutos removiendo con frecuencia. Precalentar el horno a 220 °C.

Colocar el relleno en una fuente de horno, cubrirlo con el puré y hornear entre 35 y 40 minutos o hasta que el puré haya formado una costra dorada.

ENSALADA CON ESPÁRRAGOS

Ingredientes

1 lechuga romana
½ lechuga roja

250 g de espárragos

Elaboración

Lavar las lechugas, secarlas bien y partirlas en trocitos quitando el tronco duro del centro.

Quitar la parte dura de los espárragos y echarlos enteros en agua hirviendo entre 3 y 5 minutos. Retirarlos del agua, escurrir bien y cortarlos en trozos de 3 o 4 cm. Mezclarlos con las lechugas.

Ingredientes para el aliño

3 cucharadas de aceite de oliva

1 cucharada de zumo de limón

½ cucharadita de mostaza

½ cucharadita de pasta de *umeboshi*

1 diente de ajo partido por la mitad

Pimienta negra

Elaboración

Poner el aceite, el zumo de limón, la mostaza y la pasta de *umeboshi* en una taza. Pinchar el ajo con un tenedor y batir con él el aliño. Verter sobre la ensalada, añadir la pimienta y remover bien.

MEDIA TARDE

Opción A: Extracto de zanahoria.

Opción B: Una pieza de fruta.

Opción C:

TARTA DE FRESAS Y PLÁTANOS

Ingredientes

3 plátanos

2 tazas de fresas

3 tazas de leche de arroz

½ vaina de vainilla

3 cucharadas de melaza de arroz

1 pizca de sal

3 cucharadas de agar-agar

1 cucharadita de ralladura de limón

Elaboración

Poner a calentar la leche de arroz con la vainilla cortada por la mitad a lo largo, una pizca de sal y los copos de agar-agar y hervir a fuego bajo durante 10 minutos. Retirar la vainilla, raspar el polvo de la vaina y añadirlo al líquido. Añadir la melaza, la ralladura de limón y la mitad de las fresas y triturar.

Cortar los plátanos en rodajas finas y rociarlos con un poco de zumo de limón para que no se ennegrezcan y cortar las fresas a cuartos. Poner la fruta en un molde y verter el líquido por encima.

Dejar enfriar completamente. Desmoldar y servir.

CENA

VERDURAS AL PAPILLOTE CON BACALAO

Ingredientes

2 lomos de bacalao
2 cebollas
4 zanahorias
2 chirivías
1 bulbo de hinojo
2 alcachofas
1 cucharada de aceite de oliva
1 cucharadita de aceite de sésamo tostado
2 cucharadas de tamari
2 cucharadas de jugo concentrado de manzana
Hierbas aromáticas al gusto (romero, orégano, salvia...)
Papel de horno

Elaboración

Cortar las verduras a trozos medianos y colocarlas en un bol. Cortar el bacalao a cubitos y añadirlo. Mezclar el resto de ingredientes, incorporarlos a las verduras y remover bien. Repartir las verduras en varios paquetes de papel vegetal, sellar bien y colocarlos sobre la bandeja del horno. Cocer a 180 °C durante 30 minutos.

BRÓCOLI AL VAPOR CON SALSA DE MANTEQUILLA Y LIMÓN

Ingredientes

1 brócoli fresco
¼ de taza de mantequilla
2 cucharadas de zumo de limón
½ cucharadita de pasta de *umeboshi*

Elaboración

Poner a calentar una olla mediana con 2 dedos de agua y una pizca de sal. Cortar el brócoli en flores medianas y disponerlo en la vaporera. Taparla y cocer 7 minutos. Reservar.

Derretir la mantequilla a fuego lento en un cacito y apagar el fuego. Incorporar el zumo de limón y la pasta de *umeboshi*. Verter por encima del brócoli en una fuente y servir.

DESAYUNO

Opción A: Fruta toda la mañana hasta la hora de comer.

Opción B: Extracto de verduras y fruta.

Opción C: Opción B y a media mañana:

PATÉ DE LENTEJAS A LA MOSTAZA

Ingredientes

1 volumen de lentejas coral
2 volúmenes de agua

5 cm de alga *kombu*
Semillas de hinojo en polvo

Condimentos

½ cucharadita de ralladura de limón
1 cucharadita de jugo de limón
1 cucharadita de mostaza natural gruesa

1 cucharada de tahini
1 cucharada de *mugi miso*
Aceitunas negras
Cebollino picado

Elaboración

Lavar ligeramente las lentejas en un colador con agua fría y ponerlas en una olla, añadir el agua, llevar a ebullición y quitar la espuma. Añadir el alga *kombu* y las semillas en polvo. Tapar, bajar el fuego al mínimo y dejar hervir durante 20 minutos. Añadir un poco de sal, remover y cocer 10 minutos más.

Retirar y reservar un poco de líquido si ha quedado demasiado. Antes de que se enfríen las lentejas, añadir todos los condimentos y remover bien. Decorar con las aceitunas negras y el cebollino por encima.

Lunes

SEGUNDA SEMANA

COMIDA

HAMBURGUESAS DE MIJO

Ingredientes

1 taza de mijo
1 cebolla
3 cucharadas de alcaparras
Cilantro fresco

1 hoja de laurel
Aceite de oliva
Sal marina

Elaboración

Cortar la cebolla a cuadraditos pequeños y saltear con un poco de aceite y sal en una olla a fuego bajo durante 10 minutos. Mientras tanto, lavar bien el mijo y escurrirlo. Incorporarlo a la olla junto a la hoja de laurel, 3 tazas de agua y un poco más de sal. Llevar a ebullición, tapar y bajar el fuego al mínimo y dejar cocer 25 minutos o hasta que el líquido se haya evaporado. Mezclar con el cilantro picado y las alcaparras y dejar enfriar unos minutos.

Hacer bolitas compactando bien y luego aplastarlas en forma de hamburguesa y dejar enfriar totalmente.

Untar con aceite una sartén bien caliente y dorar las hamburguesas ligeramente.

CREMA DE CALABAZA

Ingredientes

4 cebollas
1 calabaza

Aceite de oliva
Sal marina

1 tira de alga *wakame*   Semillas de calabaza y/o
                               girasol

Elaboración

Cortar las cebollas a medias lunas y saltearlas a fuego bajo en una olla con un poco de aceite y sal durante 10 o 12 minutos. Añadir la calabaza pelada y cortada a cuadros, el alga *wakame* y un fondo de agua.

Subir el fuego y llevar a ebullición. Tapar, bajar la llama y cocer 20 minutos. Triturar con la batidora reservando un poco de líquido, si hay demasiado, e ir añadiéndolo hasta conseguir la consistencia deseada. Tostar las semillas (tras haberlas lavado) y acompañarlas con la crema.

JUDÍAS VERDES AL AJO

Ingredientes

2 cucharadas de aceite de oliva

1 diente de ajo picado

4 tazas de judías verdes cortadas en trozos de 2 o 3 cm

½ cucharadita de tomillo seco

1 pizca de sal marina

Pimienta negra

1 taza de agua

1 pastilla de caldo de verduras

2 cucharadas de zumo de limón

Elaboración

Calentar el aceite en una olla, añadir el ajo y las judías y saltear a fuego fuerte removiendo con frecuencia durante 3 o 4 minutos. Incorporar el tomillo, la sal y la pimienta. Añadir la pastilla de caldo desmenuzada y la taza de agua. Cuando hierva, seguir cocinando tapado a fuego bajo durante 20 minutos. Añadir el zumo de limón y remover bien.

MEDIA TARDE

Opción A: Extracto de zanahoria.
Opción B: Una pieza de fruta.
Opción C:

ROSQUILLAS DE MANZANA CON CARAMELO

Ingredientes

2 manzanas dulces	Aceite para freír
½ taza de maicena	

Para el rebozado

½ taza de harina semiinte-gral tamizada	Agua con gas
1 pizca de sal marina	1 cucharada de jugo de jengibre fresco
½ cucharadita de canela en polvo	

Para el caramelo

½ tarro de melaza de arroz

Elaboración

Mezclar los ingredientes del rebozado hasta conseguir una consistencia espesa y sin grumos y meter en la nevera al menos ½ hora.

Pelar las manzanas enteras, descorazonarlas y cortarlas en rodajas de unos 2 cm.

Secar cada aro de manzana con la maicena y sumergir cada trozo en la pasta del rebozado y freír hasta obtener un color dorado y una consistencia crujiente. Poner en una bandeja con papel absorbente para eliminar el exceso de aceite.

Calentar en un cazo la melaza removiendo constantemente hasta que se espese un poco y verter un poco en cada trozo de manzana. Servir inmediatamente.

CENA

ENSALADA BUDWIG

Ingredientes

- 1 taza de germinados de alfalfa
- 1 taza de espinacas picadas finamente
- 1 pimiento rojo cortado en rodajas finas
- 1 pepino pelado dividido en 4 partes y cortado en rodajitas
- 1 tomate troceado
- 1 diente de ajo
- 2 cucharadas de zumo de limón
- 1 taza de requesón de cabra
- 6 cucharadas de aceite de lino
- ½ cucharadita de pasta de *umeboshi*

Elaboración

Mezclar todas las hortalizas. En un cuenco pequeño, aplastar el ajo con un tenedor. Añadir el zumo de limón, el requesón, el aceite de lino y la pasta de *umeboshi* y batir bien. Extraer los trocitos de ajo y triturar con la batidora de mano durante 1 minuto. Verter la salsa sobre la ensalada.

KOMBU CHIPS

Ingredientes

2 tiras de alga *kombu*
Aceite de oliva

Pimienta negra

Preparación

Cortar las tiras de *kombu* en trozos de unos 3 cm y freír en el aceite caliente durante unos segundos hasta que el color cambie y se vuelvan crujientes. Retirarlas y secar con papel absorbente. Espolvorear con pimienta en polvo fresca y servir a continuación.

DESAYUNO

Opción A: Fruta toda la mañana hasta la hora de comer.

Opción B: Extracto de verduras y fruta.

Opción C: Opción B y a media mañana:

PATÉ DE OLIVA

Ingredientes

1 taza de olivas	1 cucharadita de zumo de limón
1 diente de ajo	1 cucharada de tamari
3 o 4 zanahorias	Hierbas aromáticas al gusto (opcional)
1 cucharada de aceite de oliva	
1 cucharada de mostaza	

Elaboración

Rallar las zanahorias, picar el ajo y rehogarlo con unas gotas de aceite. Añadir las zanahorias y saltear 3 minutos removiendo constantemente a fuego medio. Triturar junto al resto de ingredientes.

COMIDA

PASTA CON VERDURAS AL PESTO

Ingredientes

½ paquete de pasta integral	2 puerros
	1 taza de champiñones

1 manojo de judías verdes   Aceite de oliva
Sal marina

Elaboración

Hervir la pasta con agua y sal según el tiempo que indique el paquete. Escurrir y lavar bajo el grifo y reservar.

Poner agua a cocer con un poco de sal. Cortar las judías en tiras en diagonal y hervirlas 3 o 4 minutos. Escurrir y enfriar bajo el grifo. Reservar.

Cortar los puerros finos y saltearlos en una sartén con un poco de aceite y sal durante 10 minutos a fuego bajo. Cortar los champiñones finos e incorporarlos. Guisar 10 minutos más. Añadir las judías verdes y remover 2 minutos. Mezclar con la pasta hervida y el pesto.

PESTO

Ingredientes

1 taza de albahaca fresca
1 taza de perejil fresco
1 diente de ajo pequeño
3 cucharadas de aceite de oliva

1 cucharadita de pasta de *umeboshi*
2 cucharadas de miso blanco
4 cucharadas de almendras molidas

Elaboración

Trocear el perejil y la albahaca y triturarlo todo con la batidora, añadiendo agua hasta conseguir la consistencia deseada.

CREMA DE HIJONO CON MAÍZ

Ingredientes

2 o 3 puerros pequeños
1 bulbo de hinojo
½ taza de maíz cocido
1 taza de leche de avena
Aceite de oliva
Sal marina

1 cucharada de miso blan-
co
1 hoja de laurel
2 cucharadas de almendras
en polvo
3 cucharadas de almendras

Elaboración

Tostar las almendras ligeramente. Retirarlas y cortarlas en láminas finas. Volver a tostarlas un poco más, hasta
que estén doraditas, y reservarlas.

Lavar y cortar los puerros bien finos y saltearlos en
una olla con un poco de aceite y sal durante 10 minutos
a fuego lento.

Cortar el hinojo finamente y añadirlo junto con el
laurel y agua que cubra ⅓ del volumen de las verduras.
Llevar a ebullición, bajar el fuego y tapar. Cocer entre 20
y 25 minutos.

Retirar el laurel, añadir la leche de avena y triturar
en la misma olla. Añadir el maíz y dejar cocer 5 minutos
más. Añadir el miso y la almendra en polvo y servir con las
almendras laminadas.

ENSALADA CON *ARAME* Y PICLES

Ingredientes

Lechuga
½ taza de picles

1 manzana
Rabanitos

1 taza de alga *arame*

1 cucharada de vinagre de arroz

1 cucharada de jugo concentrado de manzana

1 cucharada de aceite de oliva de primera presión

1 cucharada de tamari

Elaboración

Cubrir el alga con agua mineral y dejar en remojo durante 7 minutos. Escurrir hasta que el agua cubra ¼ parte del volumen del alga. Añadir 1 cucharada de vinagre de arroz, 1 cucharada de aceite de oliva y 1 de concentrado de manzana. Tapar y cocer a fuego medio-bajo durante 15 o 20 minutos o hasta que todo el líquido se haya evaporado. Apagar el fuego y añadir 1 cucharada de tamari.

Cortar los rabanitos en flor y dejar en agua fría 10 minutos. Cortar la lechuga en trozos medianos, la manzana en cubitos y rociada con unas gotas de zumo de limón. Añadir ½ taza de picles y mezclar en una fuente para servir. Poner el alga cocida en el centro y decorar con los rabanitos.

Para el aliño

2 cucharadas de aceite de sésamo

½ cucharadita de pasta de *umeboshi*

1 cucharadita de zumo de limón

1 cucharada de jugo concentrado de manzana

Agua mineral

MEDIA TARDE

Opción A: Extracto de zanahoria.

Opción B: Una pieza de fruta.

Opción C:

TARTA DE ALGARROBA A LA NARANJA

Ingredientes

- 1 taza y media de leche de avena
- 3 cucharadas de crema de algarroba y avellanas
- Galletas
- 3 cucharadas de miel de arroz
- 1 cucharadita de canela en polvo
- Sal marina
- 2 cucharadas de agar-agar
- 1 cucharadita de ralladura de naranja
- 1 puñado de avellanas
- 1 cucharada de *kuzu*

Elaboración

Cubrir la base de un molde con galletas humedecidas con un poco de leche. Calentar en un cazo la leche de avena, la crema de algarroba, la melaza, la canela, la sal y los copos de agar-agar durante 10 minutos a fuego bajo y remover de vez en cuando. Triturar.

Diluir el *kuzu* con un poco de agua e incorporarlo. Añadir la ralladura y las avellanas tostadas y troceadas. Verter encima del molde y dejar enfriar.

Martes

SEGUNDA SEMANA

CENA

Martes

SEGUNDA SEMANA

ENSALADA DE POLLO AL CURRI

Ingredientes

½ pollo pequeño
2 cucharadas de aceite de oliva
Pimienta negra
1 pizca de sal marina
4 tazas de lechuga lavada, seca y partida en trozos pequeños

2 tazas de espinacas picadas gruesas
½ taza de germinados de alfalfa
2 tazas de espárragos
1 zanahoria cortada en bastoncillos

Para el aliño

2 cucharadas de aceite de oliva
1 cucharada de zumo de limón
2 cucharadas de mayonesa
1 cucharadita de miel
½ cucharadita de polvo de curri

½ cucharadita de albahaca seca o fresca
1 chalote picado fino
½ cucharadita de pasta de *umeboshi*
Pimienta negra

Elaboración

Precalentar el horno a 220 ºC. Condimentar el pollo con el aceite, la sal y la pimienta por dentro y por fuera. Asar al horno entre 45 y 50 minutos bañándolo frecuentemente con su propio jugo.

En una ensaladera grande combinar la lechuga, las espinacas y los germinados de alfalfa. Quitar la parte dura de los espárragos y cortarlos diagonalmente en trozos de 2 cm. Echarlos en agua hirviendo y cocerlos 3 o 4 minutos.

Sacarlos del agua y ponerlos inmediatamente en agua fría para cortar la cocción. Echar el agua hirviendo sobre las zanahorias y dejar que se blanqueen 1 o 2 minutos. Escurrirlas. Desmenuzar el pollo y añadirlo a la ensalada verde junto a los espárragos y las zanahorias.

En un tazón pequeño mezclar el aceite, el zumo de limón, la mayonesa y la miel. Batir hasta que esté cremoso. Añadir el curri, la albahaca, el chalote y la pasta de *umeboshi* y volver a batir. Verter sobre la ensalada y sazonar con pimienta negra al gusto.

SOPA DE GUISANTES

Ingredientes

4 tazas de guisantes frescos a ser posible (1 kg y medio con vaina aproximadamente)
1 lechuga romana
3 cucharadas de aceite de oliva
1 diente de ajo
1 cebolla
2 tallos de apio

6 tazas de agua
2 pastillas de caldo vegetal
½ cucharadita de sal
½ cucharadita de albahaca seca
1 cucharada de mantequilla
½ cucharada de eneldo seco

Elaboración

Pelar los guisantes y cortar gruesa la lechuga. En una cazuela grande calentar el aceite a fuego medio-bajo. Picar el ajo y saltearlo, picar la cebolla y el apio finamente y añadirlos. Rehogar unos minutos. Añadir los guisantes y la lechuga, darles unas vueltas y añadir el agua. Cuando hierva, añadir las 2 pastillas de caldo de verduras, la sal, la albahaca y el eneldo. Remover, tapar y cocer a fuego lento 20 minutos.

Retirar una taza de guisantes de la sopa y 4 tazas del caldo. Triturar en la misma olla las verduras que queden con un poco de caldo restante hasta conseguir un puré homogéneo. Añadir el caldo que se había apartado y la taza de guisantes. Dejar que hierva suavemente y añadir la mantequilla; remover hasta que se deshaga.

DESAYUNO

Opción A: Fruta toda la mañana hasta la hora de comer.

Opción B: Extracto de verduras y fruta.

Opción C: Opción B y a media mañana:

BABA GHANUSH (PATÉ DE BERENJENAS)

Ingredientes

2 berenjenas pequeñas cortadas por la mitad longitudinalmente

2 dientes de ajo

2 cucharadas de zumo de limón

2 cucharadas de tahini

1 cucharada de aceite de oliva

Preparación

Salar las berenjenas por la parte de la pulpa y dejar reposar 15 minutos. Precalentar el horno a 190 °C. Retirar la sal de las berenjenas con agua y secar con papel absorbente. Disponerlas en la bandeja del horno con la parte de la pulpa hacia arriba. Asarlas durante 20 minutos. Quitarles la piel y ponerlas en el vaso de la batidora e incorporar los ajos, el zumo de limón, el tahini, el aceite de oliva y triturar hasta conseguir una textura homogénea.

Miércoles

SEGUNDA SEMANA

COMIDA

QUINOA CON PUERROS

Ingredientes

1 taza de quinoa
4 puerros
2 zanahorias
Eneldo
Aceite

Perejil
Cúrcuma
Pimienta negra
Sal marina

Elaboración

Lavar bien la quinoa, escurrir y reservar.

Lavar y cortar los puerros en rodajas finas y saltearlos con un poco de aceite y sal durante 6 o 7 minutos a fuego medio. Añadir las zanahorias cortadas en daditos y sazonar con la cúrcuma, la pimienta negra y el eneldo. Echar la quinoa, remover y añadir 2 tazas de agua y un poco de sal. Llevar a ebullición y bajar el fuego al mínimo y cocinar 20 minutos a fuego bajo hasta que el agua se haya evaporado totalmente. Verter en una fuente y decorar con perejil picado.

CREMA DE ALCACHOFAS

Ingredientes

3 cebollas
8 alcachofas
Aceite
Sal
1 hoja de laurel

Leche de avena
Zumo de limón
2 hojas de alga *nori*

Elaboración

Cortar las cebollas a medias lunas finas y saltearlas con un poco de aceite y sal durante 10 minutos. Quitar las hojas más duras de las alcachofas y cortarlas finas; rociarlas con unas gotas de zumo de limón para que no se ennegrezcan. Incorporar las alcachofas a la cebolla. Cubrir ⅔ partes con agua, añadir la hoja de laurel y cocer entre 25 y 30 minutos.

Quitar la hoja de laurel y añadir el miso blanco. Triturar añadiendo un poco de leche de avena hasta conseguir la textura deseada. Pasar por el colador para conseguir una textura muy fina y servir acompañada con el alga *nori* tostada y desmenuzada.

ENSALADA CON *CROUTONS* DE PAN CRUJIENTE

Ingredientes

- 1 lechuga (romana, francesa, rizada, escarola...)
- 1 manojo de espinacas troceadas
- 2 tomates cortados a cuadraditos o en rodajas
- 1 pepino pelado y cortado en rodajas
- 1 taza de germinados de alfalfa
- ½ taza de aceitunas negras sin hueso troceadas
- 4 rebanadas de pan integral (*kamut*, centeno, sarraceno, maíz...) cortado en cuadraditos
- 1 cucharada de mantequilla
- 2 dientes de ajo

Para el aliño

- 1 aguacate maduro
- 3 cucharadas de mayonesa
- 1 cucharada de zumo de limón
- 1 tomate finamente picado
- 1 pizca de sal

Elaboración

Lavar y secar la lechuga y cortarla en trozos peque-ños. Añadir las espinacas, los tomates, el pepino, los germinados y las olivas.

Con una cuchara, vaciar el aguacate de su pulpa en un bol y aplastarlo con un tenedor. Añadir la mayonesa, el zumo de limón, el tomate y la sal. Remover bien y mezclar con la ensalada.

Calentar la mantequilla en una sartén y saltear los ajos unos minutos. Añadir las rebanadas de pan y remover continuamente hasta que queden crujientes. Espolvorear ligeramente con sal y añadir a la ensalada removiendo bien para que se mezclen todos los ingredientes.

MEDIA TARDE

Opción A: Extracto de zanahoria.
Opción B: Una pieza de fruta.
Opción C:

MOUSSE DE MELOCOTÓN

Ingredientes

4 melocotones
½ taza de orejones
1 taza de agua
Sal
1 cucharadita de ralladura de naranja

½ vaina de vainilla
4 cucharadas de almendras ralladas
Hojas de menta

Elaboración

Pelar y cortar los melocotones en trozos. Trocear los orejones y abrir la vaina de vainilla por la mitad.

Cocer los orejones en una olla con el agua, la sal, la ralladura de naranja y la vainilla durante 10 minutos. Añadir los melocotones y cocer 7 minutos más.

Retirar la vainilla y batir con la batidora añadiendo almendra en polvo hasta conseguir la consistencia deseada. Servir en boles individuales y decorar con menta fresca.

CENA

FILETES DE SALMÓN A LA PARRILLA

Ingredientes

2 rodajas de salmón	1 pizca de sal marina
2 cucharadas de mantequilla derretida	Pimienta negra
1 pizca de pimienta de cayena	1 cucharadita de zumo de limón

Elaboración

Precalentar la parrilla. Lavar y secar el pescado. Mezclar todos los demás ingredientes en un tazón pequeño. Pintar ambos lados del pescado con la salsa para que no se pegue y disponerlo en la parrilla. Pintar frecuentemente los trozos de pescado con salsa. Asar 3 o 4 minutos por cada lado.

CREMA DE LENTEJAS ROJAS

Ingredientes

1 taza de lentejas rojas

1 tira de alga *kombu*

2 cebollas

2 zanahorias

1 bulbo de hinojo

1 trozo de calabaza

½ cucharadita de eneldo en polvo

1 hoja de laurel

1 cucharada de mostaza

Aceite de oliva

Sal

Elaboración

Poner las lentejas en un colador y lavarlas bajo el grifo con agua fría. Ponerlas en una olla con 4 tazas de agua. Llevar a ebullición y quitar la espuma. Añadir el alga *kombu* y el eneldo, tapar y hervir a fuego medio con difusor entre 20 y 30 minutos.

Cortar las cebollas a medias lunas finas y saltear con un poco de aceite y sal 10 o 12 minutos a fuego bajo. Cortar las zanahorias, la calabaza y el hinojo en trozos pequeños y añadirlos junto con la hoja de laurel. Remover y añadir agua que cubra las verduras. Llevar a ebullición, tapar, bajar el fuego y cocer entre 15 y 20 minutos.

Quitar el laurel y mezclar con las lentejas y la mostaza. Batir con la batidora y servir.

DESAYUNO

Opción A: Fruta toda la mañana hasta la hora de comer.

Opción B: Extracto de verduras y fruta.

Opción C: Opción B y a media mañana:

SÁNDWICH TOSTADO DE VERDURAS

Ingredientes

2 rebanadas de pan integral (*kamut*, centeno, sarraceno, maíz...)

1 taza de verduras mezcladas cocidas al vapor (judías verdes, zanahorias y coliflor, por ejemplo)

1 cucharada de mayonesa

1 cucharada de mantequilla

½ taza de germinados de alfalfa

1 pizca de sal

Elaboración

Hacer un puré con las verduras cocidas, la mayonesa y la sal. Hacer un sándwich con las verduras y los germinados y las rebanadas de pan con el lado enmantecado hacia fuera. Poner en el tostador o en una sartén 3 minutos por cada lado.

COMIDA

GAZPACHO

Ingredientes

1 cebolla pequeña
4 tomates grandes
½ pepino
½ pimiento verde sin semillas
½ pimiento rojo sin semillas
1 diente de ajo

½ cucharadita de pasta de *umeboshi*
1 pizca de pimienta
5 cucharadas de aceite de oliva
5 cucharadas de vinagre de *umeboshi*
1 litro de agua

Elaboración

Triturar todos los ingredientes con la batidora y meter en la nevera. Consumir fresco.

ARROZ *BASMATI* CON SALSA DE CALABACÍN

Ingredientes

2 tazas de arroz *basmati* integral
4 tazas de agua

1 cucharada de aceite de oliva
1 cucharadita de sal marina

Para la salsa de calabacín

3 cucharadas de aceite de oliva
1 kilo y medio de calabacines

1 cucharadita de orégano
1 pastilla de caldo vegetal
1 taza de agua

Elaboración

Echar directamente el arroz en una olla grande cuya tapa ajuste bien. Incorporar el agua, el aceite y la sal. Remover un poco hasta que empiece a hervir. Tapar y cocer a fuego lento 20 o 30 minutos, hasta que el agua se haya consumido. Remover con un tenedor para que el arroz no se apelmace.

Salsa: Calentar el aceite en una cacerola. Trocear los calabacines en trozos medianos y rehogarlos removiendo para que se impregnen de aceite. Añadir la pastilla de caldo, el orégano y el agua sin dejar de remover hasta que hierva para que la pastilla se disuelva del todo. Tapar y dejar hervir a fuego lento 10 minutos.

Poner una ración de arroz en un bol y verter la salsa por encima.

BROCHETAS DE VERDURAS CON SALSA BARBACOA

Ingredientes

1 calabacín
2 zanahorias
1 mazorca de maíz cocido
4 o 5 tomates *cherry*
1 nabo
Sal
Pinchos de madera

Elaboración

Cortar el calabacín, las zanahorias y el maíz en rodajas de unos 2 cm y el nabo en cuadrados medianos y cocerlo todo junto al vapor excepto el maíz durante 10 minutos, sazonando con sal. Cortar los tomates por la mitad.

Colocar las verduras en las brochetas por este orden: maíz, calabacín, nabo, zanahoria y tomate. Antes de servir, calentar en el horno unos minutos y rociar la salsa por encima.

Para la salsa

½ taza de agua
Unas gotas de aceite de sésamo tostado
1 cucharadita de jugo de jengibre

2 cucharadas de concentrado de manzana
1 cucharadita de miso
2 cucharadas de vinagre de arroz
2 cucharadas de maicena

Elaboración

Calentar todos los ingredientes menos la maicena. Diluir esta en un poco de agua fría y añadirla. Remover 2 minutos y verter sobre las brochetas.

MEDIA TARDE

Opción A: Extracto de zanahoria.
Opción B: Una pieza de fruta.
Opción C:

PERAS A LA NARANJA

Ingredientes

3 peras
3 naranjas (exprimir 2 y cortar la otra en medias rodajas)
Sal marina

2 cucharadas de melaza de arroz
1 ramita de canela
1 cucharada de maicena

Elaboración

Pelar las peras y cortar un poco la base para que queden de pie. Ponerlas en una olla y añadir el zumo y las rodajas de naranja, la ramita de canela y una pizca de sal. Tapar y cocer a fuego bajo entre 10 y 15 minutos, hasta que estén blandas.

Colocar las peras y las rodajas de naranja en una fuente para servir. Diluir la maicena con un poco de agua fría. Añadir la melaza y la maicena al jugo restante de las peras y remover bien, hasta que espese.

Verter la salsa por encima de las peras y servir.

CENA

QUICHE DE BONIATOS Y ACEITUNAS

Ingredientes

1 paquete de tofu	Albahaca fresca
2 cebollas	1 pizca de cúrcuma
1 o 2 boniatos	1 pizca de pimienta negra
2 cucharadas de miso blanco	Aceite de oliva
½ taza de aceitunas negras	Sal

Elaboración

Cortar las cebollas a medias lunas y saltearlas con un poco de aceite y sal a fuego bajo durante 10 o 12 minutos. Añadir los boniatos pelados y cortados a cuadrados, la cúrcuma y la pimienta negra y remover bien. Reservar.

Jueves

SEGUNDA SEMANA

Poner en el vaso de la batidora el tofu cortado en trozos grandes, el miso blanco, la albahaca y 2 cucharadas de aceite y batir añadiendo un poco de agua hasta conseguir la consistencia deseada. Mezclarlo con las verduras y las aceitunas picadas y poner en una fuente para horno. Asar 40 minutos a temperatura media.

Servir con unas hojas de albahaca por encima.

ENSALADA CON SALSA DE AGUACATE

Ingredientes

½ escarola

4 o 5 rabanitos

1 tira de alga *wakame*

1 o 2 zanahorias

5 o 6 judías verdes

1 taza de tomates *cherry*

Para el aliño

1 aguacate

3 cucharadas de zumo de limón

1 cucharada de miso blanco

1 cucharada de aceite

1 cucharadita de pasta de *umeboshi*

Agua

Elaboración

Cortar las judías verdes en tiras y hervirlas en agua con sal durante 3 minutos. Escurrir y enfriar con agua debajo del grifo.

Remojar el alga durante 4 minutos, escurrirla y cortarla a trozos. Lavar la escarola y cortarla en trozos, cortar los tomates por la mitad, rallar las zanahorias y cortar los rabanitos en rodajas. Colocarlo todo junto a las judías y el alga en una bandeja.

Preparar el aliño y servirlo junto a la ensalada.

DESAYUNO

Opción A: Fruta toda la mañana hasta la hora de comer.

Opción B: Extracto de verduras y fruta.

Opción C: Opción B y a media mañana:

PATÉ DE TOFU Y NUECES

Ingredientes

½ paquete de tofu fresco

1 taza de agua mineral

1 cucharada de aceite

1 cucharada de vinagre de *umeboshi*

½ cucharadita de pasta de *umeboshi*

1 cucharadita de concentrado de manzana

3 o 4 nueces tostadas y troceadas

Elaboración

Encender el horno y cuando esté caliente poner las nueces a tostar 5 minutos.

Poner el tofu en un cazo con agua que lo cubra y hervirlo durante 5 minutos. El tofu sobrante se puede guardar en la nevera cubierto de agua en un bol. Escurrir la mitad del agua y reservarla.

Hacer puré el tofu con un tenedor y añadir el resto de ingredientes, excepto las nueces, e ir añadiendo agua hasta conseguir la consistencia deseada. Trocear las nueces, añadirlas y servir.

COMIDA

ENSALADA DE PATATAS

Ingredientes

4 cucharadas de aceite de oliva

2 tazas de patatas con o sin piel cortadas en cubos

1 brócoli

2 tazas de canónigos

2 tomates cortados a cuadraditos

1 pepino cortado a cuadraditos

1 taza de germinados de alfalfa

½ cucharadita de tomillo

½ cucharadita de orégano

2 cucharadas de zumo de limón

1 cucharada de mayonesa

1 pizca de sal

Elaboración

Calentar 2 cucharadas de aceite en una sartén grande. Echar las patatas cortadas y saltearlas hasta que estén doradas por el exterior y blandas por dentro.

Quitar los tallos más gruesos al brócoli y poner los ramitos a cocer al vapor 7 minutos.

Preparar la ensalada con los canónigos, los tomates, el pepino y los germinados. Añadir las patatas y el brócoli. Espolvorear con el tomillo y el orégano.

Mezclar en un bol la mayonesa con el zumo de limón, 2 cucharadas de aceite y la sal. Rociar la ensalada con este aliño.

SOPA DE VERDURAS

Ingredientes

3 tomates rojos cortados en mitades

½ cebolla blanca

1 diente de ajo pelado

6 tazas de agua

2 cucharadas de aceite de oliva

2 zanahorias peladas y cortadas en cubitos pequeños

½ taza de calabaza en cubitos pequeños

2 tazas de col blanca cortada en tiras

1 taza de coliflor cortada en flores pequeñas

1 pizca de sal y otra de pimienta

2 cucharadas de cilantro picado

1 cucharada de zumo de limón

Elaboración

Triturar el tomate, la cebolla y el ajo con 1 taza de agua hasta que tenga una consistencia lisa y no queden grumos.

Poner a calentar el aceite en una olla y añadir la mezcla anterior. Guisar a fuego medio unos minutos, hasta que el color pase a ser más oscuro. Añadir 5 tazas de agua, la zanahoria y la coliflor. Sazonar con la sal y la pimienta.

Llevar a ebullición a fuego alto. Bajar el fuego, tapar la olla y cocer 15 minutos. Añadir la calabaza y la col, tapar la olla y cocer entre 5 y 7 minutos más o hasta que las verduras estén suaves.

Apagar el fuego y añadir el zumo de limón y el cilantro.

MEDIA TARDE

Opción A: Extracto de zanahoria.
Opción B: Una pieza de fruta.
Opción C:

POSTRE LÍQUIDO DE *AMASAKE*

Ingredientes

1 tarro de *amasake*
3 tazas de leche de avena

Canela en polvo
Jugo de jengibre fresco

Elaboración

Diluir el *amasake* con la leche de avena, añadir la canela en polvo y calentar al gusto. Añadir el jugo de jengibre.

CENA

ENSALADA DE CHAMPIÑONES Y QUESO SUIZO

Ingredientes

1 manojo de espinacas
1 escarola o lechuga
200 g de champiñones frescos
1 taza de aceitunas
1 tallo de apio cortado en juliana (a tiritas)
200 g de queso suizo (u otra variedad blanda al gusto)

2 cucharadas de zumo de limón
Aceite de oliva
1 diente de ajo aplastado
½ cucharadita de pasta de *umeboshi*
2 cucharadas de mayonesa

Elaboración

Lavar y secar bien las espinacas y la escarola y picarlas en trocitos. Lavar los champiñones y cortarlos en láminas e incorporarlos a la ensalada junto a las aceitunas y el apio. Partir el queso en bastoncillos del tamaño de una cerilla y mezclar.

Verter el zumo de limón en una taza y añadir aceite hasta llenar ⅓ de la taza. Incorporar el ajo, la pasta de *umeboshi* y la mayonesa. Batir la mezcla con un tenedor hasta que tenga una consistencia espesa y cremosa. Quitar los trozos de ajo y echar este aliño sobre la ensalada; removerla bien.

COLIFLOR AL CURRI

Ingredientes

- 1 coliflor
- 1 cucharada de curri en polvo
- ½ cucharadita de pimentón
- 2 cucharadas de aceite de oliva
- 2 cucharadas de tamari

Elaboración

Precalentar el horno a 180 °C. Lavar bien la coliflor y separar en ramilletes pequeños, lo suficiente para comer de una vez sin tener que partirlos. Escurrir los ramilletes hasta que estén bien secos y colocar en un bol grande. Añadir el tamari y mezclar para que quede bien repartido. Añadir el aceite y mezclar para que se impregne bien la coliflor. Incorporar el curri y el pimentón, y seguir removiendo para que todos los trozos queden bien aliñados.

Preparar una bandeja de horno y colocar la coliflor extendida sin que se amontonen los ramilletes. Asar durante 20 minutos. La coliflor debe quedar ligeramente al dente pero cocinada y dorada. Servir caliente.

DESAYUNO

Opción A: Fruta toda la mañana hasta la hora de comer.

Opción B: Extracto de verduras y fruta.

Opción C: Opción B y a media mañana:

PATÉ DE REMOLACHA

Ingredientes
2 remolachas cocidas
1 cucharada de ralladura de limón
1 cucharada de crema de cacahuete

1 cucharadita de pasta de *umeboshi*
1 cucharada de miso blanco

Elaboración

Trocear la remolacha y hervirla en un cazo durante 5 minutos con un fondo de agua. Colar el agua y reservarla.

Poner la remolacha en el vaso de la batidora junto al resto de ingredientes y triturar, añadiendo más agua hasta conseguir la consistencia deseada.

COMIDA

HAMBURGUESAS DE SARRACENO

Ingredientes
1 taza de sarraceno

2 tazas y media de agua

3 dientes de ajo
1 puerro grande
2 zanahorias
1 cucharada de tamari
2 cucharadas de perejil
Cúrcuma

Pimienta negra
Sal
Aceite de oliva
2 cucharadas de semillas
   de girasol

Elaboración

Lavar y tostar las semillas. Lavar el sarraceno y ponerlo en una olla con el agua y una pizca de sal y llevar a ebullición. Bajar el fuego al mínimo y cocer con tapa 25 minutos o hasta que el agua se haya absorbido.

Cortar el puerro bien fino y ponerlo en una sartén con un poco de aceite y sal a fuego bajo durante 10 minutos. Añadir los ajos picaditos, las zanahorias ralladas, la cúrcuma y la pimienta negra y dejar 10 minutos más a fuego medio, removiendo de vez en cuando.

Apagar el fuego y añadir el tamari y el perejil. Incorporar al sarraceno y las semillas tostadas. Mezclar bien y dejar que se enfríe un poco hasta que se pueda agarrar con las manos.

Mojarse las manos con agua fría y dar forma de hamburguesas a la masa. Dejarlas enfriar por completo hasta que se solidifiquen y después pasarlas por una sartén con un poco de aceite caliente el tiempo justo para que se doren.

PARRILLADA DE VERDURAS

Ingredientes

4 espárragos

1 pimiento verde sin semi-llas en trozos medianos-grandes

1 calabacín en rodajas de 2 cm

1 pimiento rojo sin semi-llas en trozos medianos-grandes

1 cebolleta cortada en 2 mitades

1 pimiento amarillo sin se-millas en trozos media-nos-grandes

1 cucharada de harina in-tegral

Aceite de oliva

Para la salsa

1 ramillete de perejil picado

5 cm de alga *wakame*

½ taza de agua

½ ajo

1 cebolla picada fina

½ cucharadita de tomillo

1 pizca de sal

Elaboración

Poner a hervir agua con un poco de sal en un cazo. Cuando el agua hierva, escaldar los espárragos 2 minutos.

Calentar la parrilla con un poco de aceite y colocar las verduras menos los espárragos, 2 o 3 minutos por cada lado. Incorporar los espárragos y dorarlos ligeramente.

Poner el alga *wakame* en remojo 10 minutos y reservar.

En una olla, calentar 2 cucharadas de aceite de oliva y poner el ajo y la cebolla durante 10 minutos a fuego bajo. Añadir el perejil y el alga *wakame* troceada, remover y dejar cocinar 5 minutos.

Añadir la cucharada de harina y dorarla 1 minuto. Añadir el agua y la sal, remover y cocinar 5 minutos.

Triturar y servir con las verduras.

MEDIA TARDE

Opción A: Extracto de zanahoria.

Opción B: Una pieza de fruta.

Opción C:

FLAN CON ALGARROBA Y COCO

Ingredientes

3 tazas de leche de arroz

3 cucharadas de crema de algarroba con avellanas

3 cucharadas de coco rallado

2 cucharadas de agar-agar

1 cucharada de *kuzu*

1 cucharadita de ralladura de naranja

Elaboración

Poner a calentar la leche con la crema de algarroba, el coco y el agar-agar y cocer durante 10 minutos a fuego bajo removiendo de vez en cuando.

Diluir el *kuzu* en un poco de agua fría e incorporarlo. Remover bien y cocer 2 minutos sin que llegue a hervir, removiendo constantemente. Apagar el fuego y añadir la ralladura de naranja.

Verter sobre un molde y dejar enfriar. Desmoldar y servir.

CENA

REDONDO DE SEITÁN RELLENO

Para el seitán
1 paquete de gluten de trigo de 500 g

Para el macerado
1 taza de agua
⅓ de taza de tamari
2 hojas de laurel
1 cucharada de tomillo
1 diente de ajo

⅓ de taza de *mirin* (vino de arroz)
3 cucharadas de aceite de oliva

Para la cocción
2 cebollas
1 cabeza de ajo
1 tira de alga *kombu*

Aceite de oliva
Sal marina
1 cucharada de maicena

Para el relleno
½ paquete de tofu ahumado
Pimientos rojos asados

3 vainas de judías verdes
2 zanahorias

Elaboración
Poner el gluten de trigo en un bol e ir incorporando agua hasta conseguir una bola de masa. Poner en un bol los ingredientes del macerado, introducir el seitán en él y dejar varias horas o toda la noche.

Estirar la masa dándole forma rectangular con un rodillo. Poner 1 tira de tofu, 1 de judías verdes, 1 de pimientos y 1 de zanahorias. Enrollar un poco y repetir el proceso hasta tener todo enrollado. Atar con cordel el redondo y reservar.

Cortar las cebollas a medias lunas y saltearlas con un poco de aceite y sal durante 10 minutos. Añadir el líquido del macerado, el tomillo, la cabeza de ajo sin pelar y el alga *kombu* y llevar a ebullición. Añadir el redondo con cuidado y al cabo de unos minutos darle la vuelta con delicadeza para que no se pegue. Tapar y dejar cocer a fuego lento durante 1 hora.

Retirar con cuidado el redondo y ponerlo en una fuente. Dejar que se enfríe un poco antes de quitarle el cordel y cortarlo en rodajas gruesas. Retirar el laurel, extraer los ajos presionando y pasar todo por la batidora. Volver a calentar, diluir la maicena en un poco de agua fría y añadirla. Remover 2 o 3 minutos y verter la salsa por encima del seitán.

ENSALADA DE ENDIBIAS

Ingredientes

- 3 endibias
- 2 mazorcas de maíz desgranado
- 3 zanahorias en medias lunas
- 2 aguacates maduros grandes
- 2 tomates sin piel picados
- 2 cebolletas cortadas en láminas
- 2 cucharadas colmadas de piñones
- ½ limón

Para el aliño

4 cucharadas de aceite de oliva

2 cucharadas de vinagre de Módena

½ cucharadita de pasta de *umeboshi*

Elaboración

Cortar los aguacates por la mitad y apartar el hueso. Con una cuchara metida entre la pulpa y la piel, sacar la pulpa entera. Cortar la pulpa de los aguacates en dados y rociar estos con zumo de limón. Colocar las hojas de las endibias en cuatro platos. Colocar encima la zanahoria, los aguacates, los tomates, la cebolleta y los granos de maíz.

Echar el aceite en un bol y añadir el vinagre de Módena y la pasta de *umeboshi*. Emulsionar bien con un tenedor.

Verter la vinagreta sobre los ingredientes y esparcir los piñones por encima.

Sábado

SEGUNDA SEMANA

Domingo

SEGUNDA SEMANA

DESAYUNO

Opción A: Fruta toda la mañana hasta la hora de comer.

Opción B: Extracto de verduras y fruta.

Opción C: Opción B y a media mañana:

EMPAREDADO DE TOMATE Y AGUACATE

Ingredientes

2 rebanadas de pan integral (*kamut*, centeno, sarraceno, maíz...)

2 o 3 rodajas gruesas de tomate

Varias rodajas de aguacate

2 hojas de lechuga lavadas y secas

2 cucharadas de mantequilla

Germinados de alfalfa

1 pizca de sal

Elaboración

Tostar ligeramente el pan. Untarlo con mantequilla. Poner encima una hoja de lechuga que cubra toda la superficie. Poner encima las rodajas de tomate y encima las de aguacate. Espolvorear ligeramente con sal y poner un puñado de germinados de alfalfa. Untar la otra rebanada con mantequilla y tapar el emparedado.

COMIDA

EMPANADILLAS DE *HIZIKI* Y VERDURAS

Ingredientes

2 tazas de harina de *kamut*

Sal marina

3 cucharadas de semillas de sésamo

½ taza de aceite

Agua con gas

Para el relleno

3 cebollas

2 zanahorias ralladas

½ taza de guisantes

1 pimiento rojo cortado a cuadraditos pequeños

1 calabacín pequeño cortado a cuadraditos pequeños

½ taza de alga *hiziki*

½ cucharadita de vinagre de arroz

2 cucharadas de ralladura de naranja

3 cucharadas de pasas

Tamari

Aceite de oliva

Cúrcuma

Pimienta negra

Concentrado de manzana

Elaboración

Lavar las semillas de sésamo y mezclarlas con la harina y la sal. Añadir el aceite y el agua con gas y amasar hasta formar una bola. Envolver la bola en un film transparente y meter en la nevera 30 minutos.

Remojar el alga *hiziki* 30 minutos. Escurrirla y hervirla 2 minutos. Volverla a escurrir y ponerla en un cazo con ⅓ del volumen del alga de agua y el vinagre de arroz. Llevar a ebullición, tapar y bajar el fuego al mínimo. Cocer 20 minutos o hasta que se haya evaporado todo el líquido.

Cortar las cebollas a medias lunas finas y saltearlas con un poco de aceite y sal a fuego bajo durante 10 minutos. Añadir el pimiento y guisar a fuego bajo 10 minutos removiendo de vez en cuando. Añadir la zanahoria rallada, los calabacines y los guisantes y guisar 5 minutos. Añadir las pasas, el alga *hiziki*, el tamari, la cúrcuma, la pimienta negra y la ralladura de naranja. Saltear 1 minuto y apagar el fuego.

Precalentar el horno a 180-200 $^{\circ}$C. Extender la masa finamente en una superficie. Cortar círculos y rellenarlos con el salteado. Sellarlos y colocarlos en la bandeja del horno, pincelándolos con aceite de oliva. Asar entre 35 y 40 minutos a media altura.

Mezclar en un bol 1 parte de aceite con 1 parte de concentrado de manzana y pincelar con esta mezcla al sacar las empanadillas del horno.

ESCALIVADA

Ingredientes
- 2 berenjenas
- 4 pimientos rojos
- 2 dientes de ajo
- 2 cucharadas de aceite de oliva
- 1 pizca de sal

Elaboración

Precalentar el horno a 180 $^{\circ}$C.

Lavar los pimientos y las berenjenas y secarlos. Pelar los dientes de ajo y picarlos.

En una fuente para horno, poner una hoja de papel de horno y encima las berenjenas y los pimientos enteros embadurnados con aceite. Asar durante 1 hora dando la vuelta a los 30 minutos.

Sacar del horno, pelar los pimientos, quitarles las semillas y cortarlos a tiras. Pelar y trocear las berenjenas.

Servir las verduras espolvoreadas con el ajo picado, un poco de sal y un poco de aceite.

MEDIA TARDE

Opción A: Extracto de zanahoria.
Opción B: Una pieza de fruta.
Opción C:

MOUSSE DE PERA CON VAINILLA

Ingredientes

3 peras
2 tazas de zumo de manzana
2 cucharadas de pasas
1 cucharada de zumo de limón

1 cucharadita de ralladura de limón
½ vaina de vainilla
½ taza de almendras en polvo
2 cucharadas colmadas de *kuzu*

Elaboración

Cocer el zumo de manzana junto a las pasas, la vainilla abierta y la ralladura de limón durante 10 minutos tapado a fuego bajo. Diluir el *kuzu* con un poco de zumo de manzana y añadirlo despacio y removiendo constantemente durante 2 minutos. Apagar el fuego y retirar la vainilla. Echar las peras peladas y troceadas, el zumo de limón y la almendra en polvo.

Batir todo, colocarlo en boles y dejar enfriar.

CENA

ALCACHOFAS ESTOFADAS

Ingredientes

4 alcachofas
2 cucharadas de aceite de oliva
1 pizca de sal

¼ de vaso de agua
1 cucharada de zumo de limón

Elaboración

Quitar las hojas exteriores de las alcachofas hasta que estén tiernas. Cortar en 4 trozos los corazones de las alcachofas. Calentar el aceite en una olla mediana e incorporar las alcachofas. Removerlas para que se impregnen bien con el aceite durante 1 o 2 minutos. Añadir la sal y el agua. Cocinar tapado a fuego medio-bajo 10 minutos, hasta que el agua se haya evaporado. Rociar con el zumo de limón.

DORADA AL HORNO

Ingredientes

2 doradas limpias
2 limones
4 ramitas de romero

3 dientes de ajo
1 cucharada de aceite de oliva

Unos cuantos tomates
  cherry
Perejil fresco recién picado

1 pizca de sal
Pimienta negra recién mo-
  lida

Elaboración

Precalentar el horno a 180 ºC y mientras va subiendo la temperatura lavar bien los limones, cortarlos en rodajas y reservarlos.

En la bandeja del horno, poner una hoja de papel de horno y colocar encima las doradas. Meter dos rodajas de limón en cada dorada junto con una rama de romero en cada una de ellas.

Picar el ajo y mezclarlo en un recipiente junto al aceite de oliva, un poco de sal y la pimienta negra recién molida. Con un cuchillo afilado, practicar tres cortes diagonales en el lateral de cada dorada.

Remover bien el majado elaborado y con una cuchara ir cubriendo con el mismo cada dorada poco a poco, procurando que también caiga por los cortes practicados. Gastar el resto de las rodajas de limón metiéndolas en los cortes y poner las dos ramitas de romero que quedan sobre cada dorada.

Meter la bandeja en el horno durante unos 15 minutos.

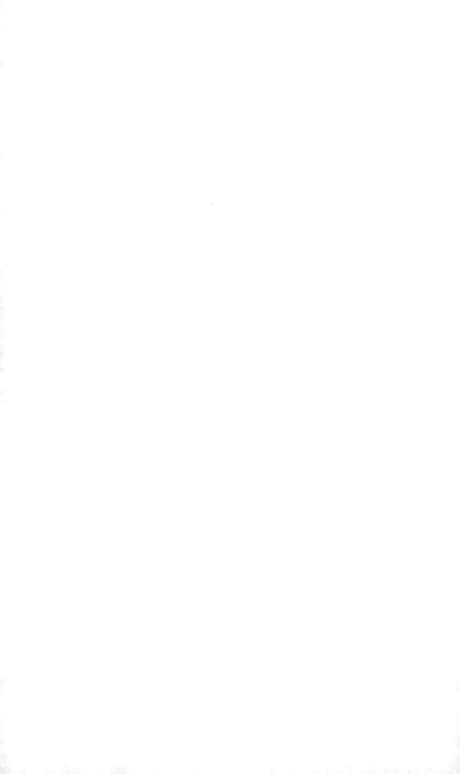

Tercera parte

VELA POR TU SALUD

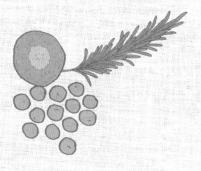

11

PAUTAS GENERALES PARA UNA BUENA SALUD

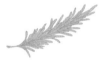

LA MEDICINA INTUITIVA

Recuerdo que, de niña, mi padre me ponía su mano en la barriga, y solo su atención y el calor de la misma puesta con amor me sanaban, mientras me decía: «Sana, sana, culito de rana; si no se cura hoy, se curará mañana». Se sanaba sola mi indisposición, sí, como por arte de magia. Si no era así, mi madre me hacía sus infusiones de manzanilla y matalahúva, me ponía una bolsa de agua caliente en la barriga y asunto resuelto.

Aunque parezca una locura, creo que la medicina intuitiva es la verdadera medicina. La medicina intuitiva que sabía mi abuela se la inculcó a mi madre y esta, maravillosamente, me la hizo practicar a mí. He visto en muchos casos el resultado inminente de dicha praxis. Recuerdo cuando fui a ver a una persona que había tenido un hijo. El padre estaba blanco nuclear, todo él. Pensé que estaba enfermo solo con verlo. Su pareja le dijo: «¿Por qué no te vas al médico?». No tenía glóbulos rojos, lo cual era obvio, y los leucocitos estaban muy comprometidos. Es posible que tuviera alguna pequeña hemorragia o que alguna bacteria estuviese haciendo de la suyas en su interior, o que tuviese problemas estomacales o de malabsorción. Pude ver todo esto solo observándolo. Meses más tarde, le extirparon un metro de colon.

La medicina intuitiva era la que se aplicaba antiguamente. Por propia experiencia diré que para tener intuición hay que tener confianza en algo que va más allá de nuestra propia realidad. Es lo contrario de lo que solemos hacer; normalmente, cuestionamos la verdad que intuimos y la sustituimos por un concepto intelectual. Es decir, la tenemos delante y es difícil para la mente verla, porque no está preparada para ello. Captar una verdad por medios intuitivos es *sentirla*; en el momento en que queremos intelectualizarla, la perdemos.

Si escuchas tu cuerpo y permaneces conectado a tu intuición y tus instintos, tendrás una gran ventaja a la hora de velar por tu salud.

ALIMENTACIÓN, EJERCICIO, REPOSO Y RELAJACIÓN CONSCIENTE (RESPIRACIÓN/MEDITACIÓN)

Manuela, una compañera de Lidiabiosalud que trabaja con el patrón biológico, insiste en que en la vida hay tres pilares importantes que deben estar en perfecta armonía: la respiración, el ejercicio y el reposo. Yo añadiría una alimentación saludable y la relajación consciente, que se obtiene por medio de la respiración y la meditación.

EL EJERCICIO

El ejercicio ofrece la base metabólica más importante para el buen funcionamiento de tu cuerpo. ¿Qué quiere decir esto? Pues que con el ejercicio mueves los intestinos y los órganos, estiras los músculos, activas la circulación, etc.

La verdad es que hacer unos giros de cuello por la mañana e ir estirando muy lentamente, aunque duela un poco, es fundamental para no anquilosarse. El ligero dolor que pueda producirse no debe asustarte; quiere decir que tu sistema nervioso funciona y que estás vivo. En lugar de abandonar, recréate un poco en dicho dolor; mantenlo a través de la respiración, para que el cuerpo vaya reaccionando y ayudándote a estirar la zona.

El dolor muscular es la excusa ideal para dejar de hacer ejercicio, cuando debería ser un estímulo para seguir haciéndolo. Porque si dejas de moverte te quedarás como una planta, te lo aseguro. Las vértebras se van fusionando por falta de uso y se va depositando calcio entre las articulaciones. Y lo que es aún peor es que de las vértebras salen los nervios que se conectan a los órganos; si dichos nervios se pinzan, es obvio que dejará de llegar a los órganos la corriente pertinente, lo cual hará que estos pasen a funcionar deficientemente.

Inviertes en el mantenimiento de todo lo que tienes fuera y te olvidas de que lo más sagrado lo tienes dentro, pues es lo que verdaderamente te da la vida. Dices que no tienes tiempo, pero como me dice sabiamente mi padre, «tienes tiempo para lo que quieres». Ocurre lo mismo cuando dices que no tienes voluntad; como dice mi padre, «la pones donde te interesa». Si dices que te es imposible ir al gimnasio, fíjate en lo que hace tu perro o tu gato, o en lo que hacen los del vecino. Estírate hacia todos los lados, sin tener miedo de romperte. Muévete con lentitud, llega al punto de dolor y mantenlo. Cada día llegarás más lejos.

Trabajo más horas que un reloj, pero procuro hacer 15 o 20 minutos de yoga al día por las mañanas, en casa. Me cambia totalmente la energía, para mejor. Si no puedes acudir a un centro de yoga, haz como yo: sigue clases de yoga a través del móvil (hay gente con muy buena voluntad en el mundo que cuelga sus clases).

Estirarte como los animales puede ser tu deporte. Si tienes un cuerpo físico más flexible también lo será tu mente, y vivirás más años.

Si algún día dejas de hacer ejercicio, olvida la idea de que has perdido el ritmo y deja de ponerte metas lejanas. ¡Vuelve a empezar hoy mismo! No hagas como cuando abandonas una dieta, que crees que ya todo está perdido y te dejas ir. Retoma el ejercicio sin pensar si es lunes o miércoles. Sé responsable de tu vida y de tu salud sobre todo.

EL REPOSO

«El sueño alimenta». Este es un dicho que había oído decir a mi madre y a mi abuela cuando alguien quería despertar a un bebé para darle de comer. Y detrás de las palabras de la sabiduría antigua se encuentran muchos secretos de la vida.

Tras este dicho tan hermoso está la realidad de que, cuando estamos dormidos por la noche, el cuerpo se encuentra en la fase de desintoxicación alimentaria. Si esta se ve alterada, las toxinas se irán acumulando. Esto hará que el cuerpo retenga líquidos con el fin de diluirlas, o bien las envolverá con grasa, con lo cual se saturarán los órganos de eliminación. Esto provocará que la persona engorde y, además, que padezca una sintomatología de fondo constante, como dolores de cabeza, migraña, desajustes en el período o dolores musculares.

Muchos científicos han realizado estudios y han llegado a conclusiones como las siguientes: las personas que duermen lo suficiente se sienten motivadas a elegir alimentos más saludables; y no dormir lo suficiente favorece el aumento de peso, la aparición de enfermedades crónicas como la diabetes y la muerte prematura.

Es decir, que dormir bien (unas siete u ocho horas) adelgaza. Las personas que descansan menos comen mucho más durante la noche, pues su sistema simpático está siempre en marcha, lo cual da lugar al estrés fisiológico propio de la actividad constante. Su cerebro está más activo y requiere más glucosa.

Mis pacientes que están ayunando me dicen que, como no saben qué hacer en sustitución de comer, se van antes a la cama y duermen mucho más. Es una buena noticia. Primero, porque con el estómago lleno el sueño es más ligero. Segundo, porque si uno se dedica a ver la televisión o estar con el ordenador por la noche su cerebro está superactivo y esto hace que su cuerpo pida más glucosa. Tercero, porque con comportamientos no saludables

LA TRANSFORMADORA DIETA DE LA ABUELA

como los acabados de mencionar el páncreas se agota mucho más y los picos de glucosa van dando bandazos, lo cual promueve la diabetes en cierta manera. Cuarto, porque como consecuencia de lo anterior uno va haciendo viajes a la nevera y a la despensa todo el tiempo, y esto hace que su sistema inmunitario sufra una caída cada vez que pica algo. Ello implica una mayor vulnerabilidad frente a cualquier resfriado y un mayor cansancio, ya que posiblemente, además del agotamiento debido a la falta de sueño, la acumulación de tóxicos dé lugar a una mala absorción de las vitaminas y minerales. Y un larguísimo etcétera.

Si la causa de la falta de sueño es el estrés, también se come más. Y al revés; si se duerme más se come mucho menos, pues el cuerpo está más descansado y de mejor humor, lo cual repercute en todos los aspectos de la vida.

También hay que evitar ir a dormir después de tomar estimulantes como el café o el té, o de haber estimulado demasiado el cerebro.

LA RELAJACIÓN CONSCIENTE (MEDITACIÓN Y RESPIRACIÓN)

Lo que primero hacemos al venir a este mundo es respirar. Y si no lo hacemos de manera inmediata vamos mal, porque enseguida se producirán lesiones en el cerebro que repercutirán en un futuro en nuestra vida.

Antes los científicos creían que el universo se encuentra en una expansión constante, pero actualmente están convencidos de que está sometido a una expansión y contracción continuas. Es como si fuese la expresión de un latido o una pulsación permanentes, como los que emite cualquier forma de vida.

Nuestro cuerpo ha sido asimilado al universo, y en la respiración encontramos una buena imagen de ello: al inspirar expandimos nuestro universo al máximo y después, al soltar el aire, lo concentramos de nuevo; volvemos al punto cero. En este ir y venir se macera la vida.

El tema es que cuando respiramos conscientemente podemos estirar todos los músculos del tronco, hasta el punto de que nos convertimos en nuestro propio osteópata o quiropráctico. Pruébalo al máximo de tu capacidad y verás cómo te crepitan hasta las pestañas.

Mientras lo vas haciendo te entrará sueño y empezarás a bostezar. Ello es indicativo de que te estarás desbloqueando, porque cuantos más bostezos se hacen, más desbloqueos tienen lugar. Con esta forma de respirar, el cerebro se carga de aire repleto de oxígeno (abro un paréntesis para decir que constantemente veo hipoxia [falta de oxígeno] en la sangre de mis pacientes, debido a que no respiramos lo suficiente). El oxígeno relaja el cerebro; esto hace que nos vayamos soltando, hasta que cerramos los ojos y nos dormimos.

Cuando estés en el coche en mitad de un atasco, respira. Respira cuando vayas por la calle, cuando estudies... Respira todo el tiempo conscientemente y verás qué pasa en tu vida.

Cuando hayas respirado mucho estarás preparado para meditar. El estado de meditación se encuentra entre la vigilia y el sueño. Vamos a practicarlo.

Cierra los ojos y céntrate en lo que ves con los ojos cerrados. Pueden ser luces, u oscuridad... Mira atentamente lo que veas y ya verás qué pasa. Mira con los ojos cerrados en varias direcciones y date cuenta de que no puedes apreciar ninguna forma; a partir de ahí, siente que eres una conciencia suspendida en la nada.

En vez de pensar cosas, estás mirando lo que ves: ya estás meditando. Lo único que has hecho ha sido distraer a la mente; «te la has llevado» y la has centrado a través de los ojos.

Cuando meditas veinte minutos de esta forma tu cuerpo se regenera automáticamente, como si hubieses dormido varias horas. Haz esta práctica siempre que estés cansado, durante veinte minutos como máximo. No solo te sentirás mucho mejor sino que, además, verás con claridad la solución a algún problema que te preocupe.

Hoy en día es importante que dediquemos un tiempo a estar con nuestra parte más íntima; nos servirá para ganar control sobre el sistema nervioso, pues de otro modo quedamos saturados con tantas cosas que vamos echando chispas y nos quemamos a nosotros mismos y quemamos a quienes tenemos delante.

Cuando nos regeneramos, disponemos de más energía. Es como si nos recargásemos, a partir de lo cual volvemos a tener mayor paz y presencia.

LA ALIMENTACIÓN

Te recomiendo encarecidamente que comas alimentos y combinaciones saludables de lunes a viernes. Los fines de semana puedes ser algo transigente... si estás saludable. Pero evito cualquier tipo de negociación con los pacientes que están menos saludables hasta que llegan a estar mejor, pues lo que más deseo y me mueve en esta vida es que estén sanos y fuertes.

La alimentación debe nutrirte más que cebarte. Todo aquello que entra por tu boca debe tener un sentido; tiene que aportarte energía más que robártela. Pero no es necesario que sufras para cuidarte; permítete un grado de diversión (si estás sano). Cuando incurras en una ingesta excesiva, quema lo acumulando haciendo ayuno durante unos días, y retoma tus hábitos alimentarios saludables a continuación.

Consejos alimentarios generales para personas con desajustes de salud

Lo primero que debes hacer si padeces una enfermedad aguda es dejar de ingerir cualquier tipo de alimento. Es decir, debes ayunar. Cualquier dolor es indicativo de que el cuerpo está inflamado y luchando por arreglar algo, y ante la duda, conviene que te olvides de comer. A lo sumo, puedes beber infusiones, que, por sus propiedades, serán útiles para tu cuerpo.

Cuando tu cuerpo empiece a recuperarse, puedes tomar un caldo de verduras durante unos días además de las infusiones. Si te encuentras mejor puedes tomar, además, un poco de manzana al vapor, porque es fácil de digerir.

A este día a día puedes añadir una sopa de huesos o de pescado con verduras, pero conviene que tomes el caldo solamente. Unos días más tarde puedes comer también la verdura. Más adelante puedes añadir un poco de pasta de *kamut* o quinoa al caldo anterior. Debes seguir con este régimen hasta que te encuentres bien; al final del proceso, puedes introducir un poco de carne o pescado. Cuando ya estés curado, deberás adquirir unos hábitos alimentarios más óptimos.

A las personas diagnosticadas de una enfermedad crónica les aconsejo siempre que un profesional de la salud las ayude con sus hábitos alimentarios. De todos modos, también pueden seguir los consejos que acabo de ofrecer para los pacientes de enfermedades agudas, estirando cada ciclo.

Lo más importante es prescindir de todo aquello que provoque mucosidad, que son «los tres blancos»: las harinas, el gluten y los azúcares. Esto solo ya constituye la mitad del tratamiento.

PROCESAR LAS EMOCIONES

Todo el mundo, en alguna ocasión, se ha llevado un disgusto que se ha visto reflejado como un bloqueo de la respiración, o como diarrea o estreñimiento, o como un colapso del hígado, o como una indigestión, o como acidez estomacal, o como taquicardia, o como una regla que no ha venido, etc.

A nuestros abuelos también les asaltaba algún disgusto que otro, por supuesto, pero vivían sus procesos emocionales con calma y, muy importante, en compañía de personas cercanas. Sin embargo, hoy en día estamos conectados a un número ingente de personas simultáneamente, lo que hace que tengamos muchos frentes activos a nivel emocional. El cuerpo del ser humano contemporáneo presenta grandes bloqueos a causa de las emociones.

La emoción puede bloquear o colapsar órganos. Los flujos circulatorio, nervioso y energético pueden dejar de nutrirlos. Un flujo estancado se pudre como el agua estancada, lo cual favorece el nacimiento de microorganismos tóxicos.

Los bloqueos de origen emocional son como troncos atravesados en medio de un río. Si se retiran, el organismo vuelve a fluir y a gestionar todo correctamente. Por eso, hay que trabajar en el ámbito de las emociones para adquirir conciencia de qué tipo de emoción ha causado el colapso y liberarla.

12

CUIDA TU INTESTINO

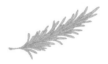

DESEQUILIBRIOS EN NUESTRO SEGUNDO CEREBRO

Las investigaciones sobre la biología del desarrollo revelaron que las células nerviosas del intestino provienen de la misma capa germinal que las del cerebro. Es decir, que ya desde el embrión el sistema nervioso se divide en dos: unas células se van al vientre, donde forman un segundo cerebro, el denominado *sistema nervioso entérico*. Este se encuentra comunicado con el cerebro a través del nervio vago.

El intestino contiene unos doscientos millones de neuronas, donde se encuentran todos los neurotransmisores que nos proporcionan los distintos estados de ánimo (la serotonina, la acetilcolina, la noradrenalina, el GABA, etc.). ¡El 95 % de tu serotonina la liberan las células nerviosas de tus intestinos!

El caso es que nuestro intestino tiene una influencia enorme sobre el cerebro, pues hoy en día se sabe que prácticamente la totalidad de la información se transmite del intestino al cerebro, mientras que un porcentaje ridículo va del cerebro al intestino. Quien da las órdenes o contraórdenes a tu cerebro es la comunidad de vecinos que reside, a veces llevándose bien y a veces no tanto, dentro de lo que llamas *barriga*. A esta comunidad se la llama *microbiota* y contiene más de cien billones de microorganismos; incluye unas mil especies conocidas y pesa unos dos kilos. La microbiota o flora intestinal es el órgano endocrino más importante; es el director de la orquesta del organismo.

En sus orígenes, a medida que el ser humano experimentaba con los alimentos, su microbiota o comunidad intestinal fue creciendo y ganando en variedad. A causa de la conexión que tiene la microbiota con el cerebro, ello dio lugar a una mayor inteligencia evolutiva, lo cual desembocó en la creación de artilugios y sociedades progresivamente complejos. Es decir, que la evolución exterior sería el reflejo de la complejidad cada vez mayor de la sociedad intestinal. Es una hipótesis, por supuesto.

En cualquier caso, nuestros abuelos heredaron una flora mucho más saludable que la nuestra. Los hijos de estos abuelos empezaron a crecer en un mundo industrial repleto de comida basura que cargaba sus cuerpos de tóxicos. La gente de mi generación, en los setenta, fue la que abrió los primeros supermercados llenos de productos visualmente muy atractivos y repletos de sustancias altamente tóxicas para el organismo natural. Estábamos entusiasmados con aquellas estanterías rebosantes de los productos multicolores que aparecían en las películas americanas. Por otra parte, los antibióticos se empezaron a utilizar de forma masiva en los años sesenta y setenta, y a partir de ese periodo empezaron a proliferar mucho más las enfermedades crónicas. Como guinda, las mujeres empezaron a consumir la píldora, que devastaba la flora y, con ello, el sistema inmunitario. Cuando nuestra generación decidió tener hijos, les transmitimos una flora más deteriorada.

La proliferación de las sustancias químicas perjudiciales injeridas fue pareja con un cambio en el estilo de vida. Después de la Segunda Guerra Mundial, la revolución industrial se hizo más palpable. Fue entonces cuando las mujeres salieron de las cocinas y se perdió el poder «de tener la sartén por el mango», es decir, el control de las comidas caseras variadas, de temporada y de proximidad. Y con ello se perdió el poder de controlar el segundo cerebro (el de la barriga), el sistema nervioso, incluso el carácter y, en definitiva, la vida.

Actualmente, las personas toman muchísimos antibióticos. Lo hacen de forma directa pero también indirecta, a través de los alimentos que los contienen. La mayoría de pesticidas y herbicidas alojan una gran cantidad de antibióticos. A los animales se les están dando esteroides que van directos a las carnes que consumimos o a los huevos... Estos antibióticos y esteroides destruyen el equilibrio de nuestra flora. Aparecen, además, hongos debido al exceso de azúcares, y las bajas defensas hacen que se instalen en nuestros intestinos protozoos, virus, parásitos y bacterias perjudiciales. Todos estos «bichos» o patógenos provocan verdaderos agujeros en las paredes de nuestros intestinos. El aumento de los microorganismos patógenos hace que no digiramos tan bien la comida; entonces, sustancias mal digeridas pasan a través de los agujeros mencionados y pasan directamente a la sangre, la cual ensucian. Circulan por todo el organismo y acaban depositadas en los órganos diana, los más débiles del cuerpo.

El sistema inmunitario deja de reconocer como comida estas sustancias mal digeridas e inconvenientemente absorbidas y se lanza al ataque, lo que da lugar a inflamación, alergias e intolerancias. Frente a ello, las personas toman pastillas para anestesiar el dolor, pero no abordan la causa del problema.

Los tóxicos presentes en ciertos comestibles y en los medicamentos no son los únicos que nos están perjudicando. Tengamos en cuenta también los que estamos incorporando a la sangre desde la piel a través del consumo de productos como cremas sintéticas, aceites artificiales, champús, desodorantes, maquillajes, tintes, etc.; y los que respiramos procedentes de productos de limpieza sintéticos y la contaminación ambiental. Por supuesto, los alimentos mal digeridos también constituyen toxinas para el cuerpo, y lo son asimismo los subproductos de los microorganismos, las células viejas, etc.

En nuestra época vivimos inflamados; esto lo veo todos los días en la sangre de mis pacientes a través del microscopio. Y la inflamación es el primer paso, cuando persiste en el tiempo, hacia un proceso degenerativo.

En todos nuestros hogares existe una verdadera EPI-DEMIA de enfermedades crónicas y degenerativas produ-cidas en su origen por la carga tóxica mencionada y la debilidad del sistema inmunitario intestinal. Estos son al-gunos ejemplos: esclerosis múltiple, fibromialgia, artritis psoriásica, cáncer, fatiga crónica, trastornos neurológi-cos, cistitis de repetición, etc. Y muchos problemas muy extendidos entre los niños tienen su origen en la descar-ga tóxica de sustancias desde la madre hasta el bebé en el útero: hiperactividad, déficit de atención, autismo, asper-ger, dislexia, infecciones de repetición, ataques epilépti-cos (estos son debidos a la reacción del cerebro a la toxi-cidad), bulimia, anorexia, fobias, etc.

CONSEJOS PARA TENER UNA BUENA FLORA INTESTINAL

MANTÉN SANA TU FLORA Y DA EL PECHO A TU BEBÉ

La ciencia nos dice que cuando nacemos no tenemos flora intestinal. En esa etapa, nuestra madre nos protege por medio de transferirnos sus microorganismos a través de la vagina, el pecho, la piel, etc. El efecto protector será menor si la flora intestinal de la madre está alterada, pues en este caso también lo está su flora vaginal.

Los niños que han sido amamantados tienen más flo-ra que los que no lo han sido. Al no contar con una buena flora, estos últimos están más desprotegidos y su orga-nismo reacciona más frente al medio; es así como desa-rrollan alergias, asma, intolerancias, dermatitis, eczemas, otitis, etc. En los últimos años hemos visto una verdadera epidemia de este tipo de dolencias. Actualmente los laboratorios han creado flora para que las mujeres que dan el pecho a sus bebés se la pongan en el pezón como solución a los problemas que conlleva su escasez.

LLEVA UNA ALIMENTACIÓN VARIADA

El hecho de comer siempre lo mismo promueve la intolerancia en los intestinos, la cual, a su vez, favorece la inflamación. El grado de intolerancia varía mucho según las personas, pues cada uno tenemos nuestra propia identidad.

El aguacate puede parecerte la mejor grasa del mundo, pero si lo comes cada día desarrollarás algún grado de intolerancia al mismo.

¿Tomar todos los días limón es bueno? La verdad, es mejor que hagas una cura puntual de limón de veintiún días que comerlo cada día; así tendrá un mayor impacto. De lo contrario el cuerpo se acostumbrará y dejará de reaccionar ante sus maravillosas cualidades en un momento dado.

¿Es buena la miel? Endulza con ella de vez en cuando, y tómala como un antibiótico natural cuando estés constipado, si quieres diariamente. Será entonces cuando saques provecho de ello.

¿Tomar ajo cada mañana es bueno? No; has de hacer una cura de ajo cada cierto tiempo.

¿Comer avena cada día es bueno? No; también crearás intolerancias.

Hay que ir alternando los alimentos que ingerimos. Se deberían comer ciento cincuenta alimentos distintos al mes como mínimo. Las personas que viven comiendo pasta y carne con patatas cada día, por ejemplo, ¡es imposible que estén bien de salud!; y si lo están bastará con esperar para que, con el tiempo, surjan los primeros avisos de desequilibrio.

Cuando cambias de inercia y comes alimentos diferentes, se activan expresiones bacterianas en tus intestinos distintas de las habituales, lo cual hace que ocurran cosas extraordinarias que tienen unos resultados. Por esta razón los alimentos constituyen una gran medicina, aunque sabemos que hay muchos otros aspectos de los que depende la salud. Además de los beneficios orgánicos, la buena influencia que tiene la variedad alimentaria sobre la flora intestinal tiene el potencial de transformar tu forma de pensar y tu actitud, así como, posiblemente, tu coherencia.

¡Atención!, incrementar la variedad no debe ser la excusa para comer cualquier cosa. Tienes que dejar de lado muchos alimentos, sobre todo aquellos que producen inflamación. Si los sigues ingiriendo, al cuerpo le costará regenerarse e ir liberándose de los síntomas. Hay que dejar de echar leña al fuego.

Consume solo alimentos verdaderos (aquellos que nos da directamente la naturaleza), excepto cuando quieras permitirte un capricho de vez en cuando. Si te falta dinero para comprar comida de verdad, compra menos y come una vez al día. Será suficiente, y dejarás que tu cuerpo se encargue de procesar y eliminar los tóxicos.

Además de la falta de variedad, el exceso de cantidad también es un problema. Si comemos demasiado, desperdiciamos demasiada energía haciendo la digestión, que se alarga mucho tiempo. Por eso, de vez en cuando, es muy recomendable agotar las reservas por medio de hacer un pequeño ayuno. Deja de cebarte de forma gratuita si quieres preservar la salud; si no puedes evitarlo, hazlo solamente los fines de semana.

Reflexión sobre varios alimentos

De entrada, es bueno eliminar los almidones y consumir grasas óptimas, ya que, si está en equilibrio, el cuerpo tiene la misma cantidad, aparentemente, de grasa que de proteína. También es necesario tomar proteína altamente biodisponible. Las proteínas son los ladrillos del cuerpo. Están formadas por aminoácidos y nutren al cuerpo; de hecho, construyen su estructura.

Debemos tener en cuenta, también, que el organismo no es capaz de digerir los vegetales, ya que no es capaz de degradar la celulosa. Pero el bolo creado por los vegetales sirve para arrastrar y limpiar el resto de alimentos, y para contrarrestar el exceso de proteínas con minerales. Además, contienen vitaminas y antioxidantes. Yo los llamo el «Scotch-Brite» del cuerpo.

Por lo tanto, las personas que solo consumen vegetales están limpiando tóxicos constantemente. He visto a muchas personas vegetarianas que de pronto, un día, necesitan ingerir jamón o queso, pues su cerebro se lo pide. Después de todo, el cerebro es el órgano más hambriento del cuerpo, y se alimenta de grasas.

Debes tener en cuenta que el cuerpo humano no puede digerir el gluten, de manera que este se convierte en moco y se adhiere a las paredes del intestino, donde causa destrozos en la flora.

Finalmente, quiero hacer la reflexión de que cuidar la alimentación con un exceso de rigor resulta hasta peligroso, ya que entonces el cuerpo reacciona siempre que se va a comer a algún lugar no habitual. Por eso es bueno que, de vez en cuando, disfrutemos de las cosas que hay por el mundo, para inmunizarnos y socializar. Este el secreto de la eterna juventud.

COMBATIR EL CANSANCIO

En general, muchas personas con desequilibrios intestinales sufren un cansancio continuo de fondo. A este tipo de cansancio en medicina china lo llamamos *insuficiencia de energía vital*. Es como si una batería no funcionara. Este estado se intenta aliviar tonificando una serie de puntos en el cuerpo con la ayuda de la acupuntura, con hierbas que tonifican o con caldos de huesos de animales biológicos, o pescado muy hervido, ya que lo más importante es recuperar la energía para poder así sanar el cuerpo.

Se puede también ayudar a optimizar la digestión por medio de añadir en el día a día alimentos vegetales que no tengan almidón, jugos de verduras, semillas y, sobre todo, fermentados que contengan microorganismos, tales como el yogur de cabra, el kéfir de cabra, la *kombucha* o el chucrut, que son alimentos predigeridos.

DESINTOXICAR EL ORGANISMO

Estos son varios de los síntomas que indican que el intestino está «ensuciado» por los tóxicos: cansancio, jaquecas, ansiedad, problemas cutáneos, mal aliento, reumatismo, depresión, cistitis, insomnio, irritabilidad, dificultad para perder peso.

Es muy importante desintoxicar el intestino y el cuerpo en general. A veces, en la primera fase de la desintoxicación es normal que el cuerpo sufra un cambio tanto para mejor como para peor. Después de esta fase el cuerpo irá recuperándose poco a poco. Muchas personas pueden sentir cansancio o dolor, sufrir diarreas... Todo este tiempo servirá para dejar descansar las paredes del intestino y sellarlas para que la sintomatología disminuya. Es importante que comprendas que, incluso cuando vas bien al lavabo y no sientes nada raro en tu cuerpo, puede ser que tu flora intestinal no esté en óptimas condiciones.

Si tomas suplementos alimenticios por algún motivo, debes estudiar bien su composición junto con tu médico o terapeuta, para asegurarte de que no contengan ingredientes que puedan interferir con la recuperación de la pared intestinal.

Normalmente, durante el proceso de desintoxicación el órgano más dañado y sobresaturado del cuerpo es el hígado. Este órgano es un laboratorio de proteínas, un almacén de vitaminas y una planta de filtrado para toda la sangre. Muchas personas necesitan ayudarse de algún componente desintoxicante para que su hígado o vesícula biliar no se colapsen.

Cuando hacemos una dieta desintoxicante es bueno caminar descalzo sobre la hierba o la tierra para descargar todo el sistema. El hígado, que en medicina china representa la madera, lo necesita. Es como hacer una toma de tierra.

Tomar el sol también es esencial. Necesitamos su luz para sintetizar la vitamina D, acompañada de colesterol y azufre. Tenemos miedo del sol en sí, pero las manchas en la piel son debidas a sustancias químicas que se introducen en la piel y a tóxicos desprendidos por parásitos y bacterias no muy «buenas». Se sabe que las personas que están expuestas a la luz artificial tienen la microbiota alterada.

Es importante conectar de nuevo con la naturaleza, con todo lo que está realmente vivo. Hemos de volver a los ríos y bañarnos en aquellas maravillosas pozas, o en el mar. No olvidemos que las piscinas también están tratadas con contaminantes químicos que arrasan los microorganismos de la piel que la protegen de forma natural.

LA CURA COLÓNICA

Muchos de nosotros practicamos las tradiciones higienistas de nuestros ancestros. Eran nuestra medicina en el pasado. Creemos en ellas como medidas preventivas o, por lo menos, como formas de sacar al máximo partido a nuestro vehículo y cuidarlo. Incluso las técnicas antiguas deben evolucionar a partir de los conocimientos actuales, pero los mejores resultados se obtienen si se respeta la base que proporcionan estas.

Muchísimos individuos van por el mundo con el vientre muy hinchado y creen que lo único que les ocurre es que están gordos. Sin embargo, en su intestino hay un exceso de bacterias putrefactivas, toxinas, placa incrustada, hormonas emocionales, etc. Esto lo detecto enseguida a simple vista en mis clientes y les recomiendo la hidroterapia de colon, que es el método que se utiliza para ablandar y sacar la materia fecal incrustada de manera sencilla e indolora. De forma indirecta, también se benefician de la limpieza los órganos de filtrado como el hígado y los riñones; y la persona se desprende de excedentes emocionales y cargas psíquicas.

Hablo de *cura colónica* porque además de la hidroterapia también se pueden aplicar de forma rectal y no invasiva ciertas sustancias depurativas, y después flora regenerativa. La persona experimenta un cambio vibratorio a escala celular, que se puede potenciar por medio de distintas técnicas, que la lleva a estar más abierta y receptiva.

Indico la cura colónica, sobre todo, como preparación para el ayuno, y en ocasiones también la recomiendo después del mismo. Además, la indico en estos casos: hipertensión, resfriados frecuentes, asma, hipoglucemia, necesidad de regular el pH, anemias, estreñimiento, parasitosis, diarreas, colon irritable, psoriasis, eczema, acné, digestiones lentas, gases, retención de líquidos, varices, hemorroides, celulitis, problemas menstruales, problemas de próstata, depresión, insomnio, estrés, artritis, como prevención de enfermedades degenerativas, etc.

La cura colónica es un recurso preventivo excelente. Pienso que si te tiene que venir una enfermedad te vendrá, que si está escrito que te mueras lo harás, pero estoy segura de que si cuidas tu cuerpo lo llevarás de una forma muchísimo más amable y la recuperación será extraordinaria en caso de enfermedad. En caso de intervención quirúrgica, si has cuidado tu campo previamente y has evitado que tu cuerpo acumule tóxicos y residuos, tu recuperación también será mucho más rápida, como es lógico.

EL AYUNO

Como indicaba anteriormente, vivimos inflamados, y el mal estado de la flora intestinal tiene mucho que ver con ello. La inflamación le genera al cuerpo un estrés fisiológico que se añade a todos los tipos de estrés conocidos. Pues bien, el ayuno actúa como el mejor antiinflamatorio que existe; estimula que el cuerpo saque todos los recursos de los que dispone para equilibrar todo el sistema.

A través de los siglos, el ser humano ha tenido que lidiar con períodos de hambre y miseria. Ha sobrevivido gracias a su capacidad de adaptarse a estas realidades, y el recuerdo de las mismas ha quedado impreso en el curso de su evolución. Es nuestro ADN el que guarda toda esta información vital, la cual activa en caso de necesidad para salvaguardar la propia vida y la epigenética del individuo.

En el modo ayuno, las células sanas se ponen a resguardo, mientras que las células insanas y demás estructuras de almacenamiento o detritus son utilizadas como reservas para quemar y son transformadas, así, en energía. En tiempos de carestía permite mantener la vida, y en tiempos de abundancia permite deshacerse de material tóxico sobrante. El ayuno no es pues solamente un mecanismo de supervivencia, sino que también proporciona el descanso vacacional que necesita cualquier ser para reponerse, regenerarse, desconectar, resetear, etc.

El ayuno, que antes era propio de la sabiduría popular e incluso bandera de religiones y creencias, hoy en día lo están adoptando personas que saben que va más allá de todo y sienten que es más necesario que nunca, pues jamás los cuerpos estuvieron tan saturados de información como ahora.

Para mí, el ayuno es un tipo de experiencia física que nos ayuda a ser más conscientes de nuestro cuerpo, mente y emociones, y de nuestro ser, que está por encima de todo ello. Nos volvemos observadores de la vida en general y dueños de la propia vida. Adquirimos mayor valor, confianza y autosuficiencia. ¿Qué es lo peor por lo que podrías tener que pasar en tu vida? ¿Que no pudieses comer? Cuando dejas de ingerir alimentos y te das cuenta de que no pasa nada, de que vives y, además, te sientes mejor que nunca, tu grado de confianza en ti mismo y en la vida aumenta drásticamente.

Actualmente sabemos que el ayuno es un procedimiento maravilloso para hacer frente a enfermedades degenerativas tales como el cáncer. Y en otros niveles de conciencia significa una posibilidad de cambio, de transcendencia. En muchas culturas el ayuno se ha utilizado para cambiar de ciclo de vida, en iniciaciones y en momentos en los que las personas necesitaban estar centradas y conectadas al mismísimo cosmos.

Es obvio que el ayuno remueve las emociones, y nunca he visto una técnica que suscite en igual medida que la persona quiera y desee con tanta fuerza poner todas las cosas en su sitio. Como efecto del ayuno queremos ordenar la mente, las ideas, el entorno, la casa, el trabajo...

Necesitamos experimentar paz y que la energía que somos fluya sin obstáculos para sentir que nuestra vida está verdaderamente limpia. En el proceso de conseguir esto se manifiestan emociones ocultas (rabias, miedos, etc.) y se verbalizan. Muchas personas ponen sobre la mesa la verdad que sienten. Es necesario, para vivir en paz, que uno diga lo que siente con el mayor amor del mundo, y que uno exprese y manifieste sus deseos.

En situación de ayuno escuchamos a la mente caprichosa y controladora como si fuese una niña pequeña que, en una esquina, está resignada a no poder controlar, hacer o decidir nada, porque todo está fluyendo desde el corazón. El ayuno aquieta nuestra mente, nos abre a la percepción de todo aquello que pasa en nuestro entorno y nos hace estar más presentes. Nos sentimos como si estuviésemos viendo una película y, a la vez, como si nos encontrásemos más lejos de las imágenes que acontecen.

Para mí, el ayuno nos conecta mucho más a la conciencia colectiva y a la multidimensión, pues la sensibilidad de otros sentidos se agudiza y ello nos confirma que nada de lo que vemos es real; incluso las palabras que escuchamos se distorsionan y ello nos permite escuchar la realidad que existe detrás de ellas.

Algo va a cambiar en tu vida después de un ayuno. No sabrás muy bien qué cambios están teniendo lugar en el transcurso del mismo, pero si tu sexto sentido te brinda percepción y agudeza te aseguro que vas a saber con certeza que lo estás haciendo por algún motivo muy profundo y transcendental.

Nos vamos dando cuenta de que el cambio que experimentamos implica una transformación profunda de nuestras propias ideas. Alcanzamos un estado extraordinario de conciencia física, emocional y espiritual. Con el ayuno, percibimos el todo en nuestro interior y nos hacemos más pequeños. Es maravilloso ver cómo los pacientes fluyen desde aquí y son capaces de concebir acciones extraordinarias que llevarán la paz a sus vidas si son capaces de mantener ese estado y deciden ponerse manos a la obra.

Existe una modalidad de ayuno, el denominado **ayuno urbano**, que es el que podemos llevar a cabo en el día a día sin necesidad de abandonar nuestras actividades diarias. Consiste en tomar caldos de frutas y verduras durante todo el día, además de infusiones. Puedes emprenderlo por ti mismo, o acompañado por un especialista en ayunos urbanos si tienes algún problema de salud.

13

ACEPTAR, ESCUCHAR Y TRANSCENDER EL ANIMAL QUE TENEMOS EN LA TRIPA

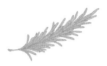

LOS PENSAMIENTOS QUE NOS DICTA UN INTESTINO ALTERADO

Si tenemos en cuenta que cada uno de los microorganismos que componen la microbiota tiene una genética diferenciada y específica, llegamos a la conclusión de que los componentes de nuestra comunidad transmiten información al cerebro de una forma diferenciada. Y nosotros resonamos con esta información y nos comportamos según lo que indica. Por eso siempre les digo a mis pacientes: ¿realmente viene de nosotros todo aquello que pensamos? ¿Dónde nacen los malos pensamientos?

Si tu comunidad intestinal está en modo fauna más que en modo flora, tus pensamientos serán tóxicos. Verás incrementados tus deseos no saludables, sobre todo en relación con comestibles y otros consumibles perjudiciales, como helados, pasteles, productos de bollería, pan, alcohol, tabaco, etc.

El exceso de toxicidad que incorpores a través de estos elementos te llevará inicialmente a experimentar cierto tipo de alegría, pero después te sumergirás en la peor de las tristezas y en la dispersión, el desánimo, la culpa, la angustia y la ansiedad constante. El calor presente en tu estómago te hará comer con hambre canina y te volverá agresivo, depresivo y ansioso, y tal vez bipolar, esquizofrénico, obsesivo, etc.

De algún modo, las bacterias intestinales no tan buenas, asociadas a parásitos, secretan información a tu cerebro en forma de alcoholes y etanoles que dan lugar a confusión, borrachera, aturdimiento, dolores de cabeza y un malestar continuo sin causas aparentes. Esos alcoholes y etanoles son subproductos de la fermentación y descomposición de los alimentos que no hemos digerido bien. Realmente, es como si estuvieras poseído por unos entes que condicionan tu estado físico y anímico.

La dopamina y la serotonina, entre otras, son hormonas de la felicidad que se generan principalmente en el intestino (entre el 80 y el 90 % de las mismas se producen ahí). Si el intestino no está bien, su actividad se verá mermada.

Y lo que tenemos dentro se refleja fuera. Cuanto mayores sean las intolerancias en nuestro sistema digestivo, más intolerantes seremos con los demás, y viceversa. Se genera un caos que da lugar a enfermedades inflamatorias y degenerativas, como la artritis reumatoide, la diabetes, etc. En conexión con estas enfermedades, podemos llegar a hablar mal de otras personas; puede ser que las juzguemos y nos resistamos a ver aspectos de otros reflejados en nosotros.

Las personas a las que les cuesta adaptarse a los cambios son propensas a tener desequilibrios en su flora. En contraste, hay otras personas que son más adaptables y flexibles y cuya mente está más abierta. Estos individuos son más sociables y tienen una vida más larga. En mi opinión, estas son las personas que tienen una flora intestinal más cuantiosa, diversa y equilibrada.

Siempre les digo a mis pacientes que si quieren rejuvenecer su cerebro vengan a mi consulta por un camino diferente en cada ocasión. Esta forma de proceder descoloca a la mente y permite expandirla. Las ideas fijas son muy peligrosas para la salud. En cambio, cuando creas caminos neuronales diferentes se produce una transformación con respecto a la realidad y activas nuevas posibilidades vitales. Einstein decía: «Para lograr resultados extraordinarios, busca caminos diferentes».

A causa de la relación existente entre el cerebro de la cabeza y el de la tripa, personas que han probado con todo tipo de terapias psicológicas y de crecimiento personal y no obtienen unos resultados duraderos puede muy bien ser que tengan problemas con su flora intestinal, los cuales deban abordar por medio de un cambio de hábitos alimentarios. Al igual que se puede reprogramar el cerebro, pues no deja de ser un sistema operativo abierto a cualquier posibilidad, el intestino también se puede volver a programar con nuevos alimentos.

LA SOBREINGESTA, UNA FORMA DE CALMAR AL ANIMAL QUE TENEMOS DENTRO

Me viene a la mente una mujer maravillosa que es azafata en una línea aérea. Disfruta tanto con su trabajo que la llamo «el ángel de los vuelos». Un día me explicó una historia que me hizo reír y reflexionar.

En temporada alta, muchos vuelos salen con un retraso enorme y las personas que están atrapadas dentro del avión se contagian el nerviosismo y empiezan a comportarse como animales enjaulados. Lo primero que hace un pasajero enojado es protestar ante el personal de cabina, aun sabiendo que los auxiliares de vuelo no tienen en sus manos la solución al problema. En casos así mi amiga, que es azafata jefe, indica a su equipo que, con la mejor de sus sonrisas, regale a los pasajeros chocolate y galletas. Literalmente les dice: «Dadles algo de comer a los niños para que se calmen». Cuesta poco aplacar la ira de un pasajero enfurecido con unas galletitas. Una solución tan simple como genial.

¿Cómo se calma a una bestia? Dándole comida. Desde sus orígenes, lo que mueve al ser humano es el alimento. Cuando éramos niños, nuestras madres y abuelas nos daban de comer para tenernos entretenidos. Piensa en cómo los niños se quedan dormidos con un trozo de bastoncillo de pan o con una galleta colgando de sus labios. Y es que existe una relación entre la comida y la calma. De bebés, cuando estábamos en un entorno hostil, sentíamos que el calor y el alimento que nos daba nuestra madre nos reconfortaban. Entonces, ¿es normal que en un mundo inmerso en el estrés, el miedo y la ansiedad optemos por comer para relajarnos y obtener consuelo? La conclusión es que ¡sí, es normal!

Piensa en todas las estrategias que ideas para evitar comer y en cómo, hagas lo que hagas, acabas abordando la nevera con un enorme sentimiento de culpa. También, muchas veces, cuando vamos al supermercado sin haber comido antes, experimentamos unas ansias y una compulsión que hacen que compremos mucho más de la cuenta y que acabemos por comer cosas que no necesitamos.

Las dietas son odiosas y aburridas porque nos privamos de todo lo que nos gusta mientras contamos los días que faltan para volver al restaurante o para comer aquello que nos recuerda la infancia, aquello que produce una explosión de fuegos artificiales en nuestra boca. Odiamos las dietas porque nos deprimen, ya que dejamos de producir las hormonas de la felicidad que nos aportan las cosas que realmente nos gustan. Es así cómo, a la primera oportunidad, comemos lo indebido para calmar aquello que somos: *a-ni-ma-les* que tenemos, aparentemente, conocimiento, y poca sabiduría (aunque algunos queremos tener un poco más).

Cuando pretendemos rehuir la realidad de que somos animales nos metemos en problemas. No solo comemos mal o en exceso; también estamos confusos en relación con lo que somos y no emitimos una vibración coherente, elevada. Nos pasamos la vida en medio de una represión constante que nos genera ansiedad, mal humor y, finalmente, alguna enfermedad.

La solución pasa por admitir que tenemos un componente animal y dejar de luchar contra él. Hemos de reconocer nuestra animalidad, aceptarla y amarla. Solo de esta forma podremos evolucionar.

HACER DE TRIPAS CORAZÓN

Podemos ver y transformar todo como alquimistas, pues tenemos este poder. Pero no podemos efectuar este trabajo de transmutación de nuestra animalidad desde la mente; no está preparada para ello. La respuesta se encuentra en partes más profundas nuestras. En primer lugar, debemos abrazar el animal que somos en nuestras vísceras, que es donde tiene su expresión más genuina. Paralelamente, debemos mantener la mente bajo control y empezar a vivir desde el corazón.

ESCUCHAR LOS INTESTINOS

Las personas deberíamos estar más en conexión con nuestros intestinos, donde se encuentra ese animal al que queremos anestesiar constantemente con comidas y productos tóxicos para que deje de sentir. Desde el cerebro de la barriga podemos abordar un aspecto fundamental del ámbito de la ingesta: cuánta comida es suficiente. Es muy importante, porque la sobreingesta está en el origen de numerosos problemas de salud.

El animal sabe, desde su instinto básico primario, cuánta comida es suficiente para satisfacer sus necesidades sin caer enfermo. En cambio la mente, que es un pozo sin fondo, jamás sabe realmente con cuánta comida se alcanza la saciedad, pues normalmente está desconectada del cuerpo. Nuestro animal interior siempre está alerta y en guardia, conectado a todo y preparado para actuar desde su propia supervivencia si se dispararan las alarmas. Sabe perfectamente cuándo has de dejar de comer para sentirte saciado pero no empachado. Si estuvieras conectado a él en estado de presencia, comerías aquello que necesitas y que realmente te conviene y sabrías cuándo detenerte para seguir gozando de buena salud. Evitarías los excesos.

El problema es que estamos conectados a la mente y que, como se suele decir, «comemos por los ojos». A la mente, que está siempre ansiosa debido a su constante vacío y a su permanente necesidad de devorar información, lo único que le apetece es lo que quiere YA para calmar su ansiedad. Requiere una lucha constante mantener el equilibrio entre la mente y el cuerpo. Lo más importante es que te conectes a tus intestinos y los sientas con tu mano para saber cuándo estás lleno. Haz este ejercicio en todas tus comidas: pon tu mano sobre la barriga mientras comes y escucha tus intestinos. Podrás comprobar que estás mucho más presente y, curiosamente, eso hará que comas menos.

DOMAR LA MENTE

Domar la mente y situarla en estado de presencia también es fundamental. Si tienes distraída la mente con algo externo durante las comidas (por ejemplo, si participas en una charla, ves la televisión o lees), estás comiendo de manera inconsciente. De esta forma, puedes ser como un saco que recibe todo lo que le echen, a no ser que tengas el estómago delicado y el mismo dolor te haga estar presente.

Es curiosa la mente: para que deje de estar distraída, solo tienes que dirigir su atención a algún lugar conscientemente, como harías con una niña que quieres que te preste atención. Pruébalo; te aseguro que te sorprenderás, y comerás la mitad. Por otra parte, a la mente hay que darle órdenes a veces para que te deje en paz y vea quién manda en casa, pero con mucho amor, pues de otro modo se enfada y es peor. Es, literalmente hablando, como una niña pequeña que reclama tu atención para sentirse la protagonista de la fiesta todo el santo día. Cuando le hablas amorosamente desde lo más íntimo, honesto y verdadero que eres, entonces se calma. También puedes darte un besito en el hombro y decirle con mucho cariño a la mente: «Calla, mi pequeña. ¿Qué quieres? ¿Un besito? Pues yo te lo doy». Y bésate el hombro de nuevo. Verás cómo se queda en silencio si le dedicas unos besos y unas palabras cariñosas.

Si una idea negativa, tal vez una que cuestione quién eres, pasa por tu mente, apártala. O sacude la cabeza. Literalmente.

Es muy importante tener el control de la mente. Como creador de células que eres, si tienes buenos pensamientos puedes crear muchas células buenas, mientras que si no piensas tan positivamente puedes destruirlas y corres el riesgo de desarrollar otras no tan buenas. Es decir, si estás instalado en la negatividad, una transformación de tu actitud en positivo podría restaurar el equilibrio interior e invertir el proceso.

Si confiaras en tu capacidad podrías ser un rey consciente de sus tierras que decidiría qué plantar en ellas. ¿Quizá has olvidado tu poder? Solo tienes que recordarlo.

VIVIR DESDE EL CORAZÓN

Creo que ahora es tiempo de dar un salto cuántico, de mirar al animal reprimido y crear un ser menos reactivo y más consciente que sea capaz de «hacer de tripas corazón» y transformar cualquier situación en un aspecto superior del ser.

En la expresión acabada de mencionar está el quid de la cuestión. En la sabiduría popular se encuentra todo entre líneas. Las tripas son las que te conectan con los instintos más básicos y prehistóricos, reactivos y desbocados. Estos instintos te inducen unas emociones que te separan de las personas a las que más quieres.

Cuando sientas esos impulsos que acaban por hacerte tanto daño, intenta transformarlos en corazón por medio de amar con comprensión y compasión, fuera de tu mente. En vez de mostrarnos reactivos, como animales prehistóricos, podemos SENTIR si aquello que se nos presenta en la vida nos da paz o nos la quita. Debemos sentir antes de actuar.

Entre los muchos contextos de la vida en los que podemos cultivar el corazón, no hay ninguno como la familia, a causa de los retos específicos que nos presenta. Nuestra familia es la cancha de entrenamiento para crear un mundo emocionalmente más inteligente, equilibrado y en paz. En primer lugar, ocurre que aquellos con quienes nos permitimos ser más animales son las personas a las que más amamos. Delante de ellas podemos exhibir nuestro verdadero carácter porque sabemos que, en el fondo, son capaces de perdonarnos cualquier cosa. Comunicarnos como humanos con amor, que es en el fondo nuestro tesoro más oculto, nos da miedo porque pensamos que es una debilidad cuando, en cambio, es aquello que podrá transformar a la humanidad. Empieza por hacerlo con tu familia e induce, así, un cambio en tu entorno más próximo. Nuestra familia es la célula madre que, bien organizada, es capaz de transformar otras células afines.

EPÍLOGO

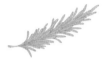

Recuerdo que de niña perseguía todos los veranos a mi abuela para escribir sus recetas, y ahora persigo a mi madre para que me las escriba también. Son como mi tesoro, y el legado más preciado que dejaré a mis hijos. Para mí, son joyas vivas. Representan una parte importante de lo que somos, de la tradición, de las costumbres, de las raíces. Si dejamos que se pierdan, es como dar la espalda a lo que nos ha dado la vida. En cambio, todo aquello que preservemos vivirá en nosotros y podremos transferirlo a las generaciones venideras.

Creo que cada vez somos más los que damos importancia a lo tradicional, lo artesanal y los legados de la tradición familiar; lo valoramos, lo buscamos y pretendemos darle continuidad. Porque en ello hay algo que no se encuentra en los supermercados: el amor a las tradiciones y las costumbres que nos definen socialmente. Esto es lo que podemos ofrecer a otros países como identidad propia.

Los humanos de hoy en día creemos saberlo todo, pero necesitamos volver la vista atrás para llevar a cabo una cura de verdadera humildad. Si investigásemos científicamente las recetas de las abuelas, sabríamos el porqué de sus cualidades. Sería interesante saber por qué se optó por determinadas combinaciones alquímicas en las recetas culinarias, en los preparados de hierbas, en los brebajes y en los ungüentos. Este aprendizaje debería servirnos de base para después añadir, a través del conocimiento y la ciencia actuales, algo que potencie dichas recetas y fórmulas, pero sin que estas se perdiesen. Así daríamos sentido a nuestra historia ancestral.

Desde nuestra ignorancia estamos desconectados de dicha historia, pero la contenemos dentro, y al reconocerla, reivindicarla y mejorar sus fórmulas honraríamos la evolución. Somos quienes somos y debemos fusionar el pasado y el presente para poder seguir poblando la Tierra en el futuro. Por lo tanto, deberíamos interesarnos por realizar versiones evolucionadas de las recetas sin perder su esencia.

De hecho, las recetas de la abuela son difíciles de envasar, porque no contienen la esencia ni la presencia de estas. Por eso, hay personas que valoran dichas recetas que lo que hacen es buscar a las abuelas para que se las preparen. Ahora bien, ¿qué haremos cuando estas abuelas ya no estén entre nosotros? Empecemos a «envasarlas» ya por medio de recoger el legado que nos han dejado con el fin de mantenerlas vivas dentro de cada uno de nosotros y de las futuras generaciones.

Conservemos viva, de una manera u otra, la memoria ancestral, y de esta forma quizá tengamos la oportunidad de volver a vivir en armonía con nuestro entorno y dejar de ser una plaga devastadora para él. Este mundo merece ser preservado, y también merecen serlo los principios básicos de la humanidad.

Cuando las células de un órgano deciden independizarse e ir a vivir por su cuenta ignorando el conjunto, crean un nódulo que es el principio de un cáncer. Puesto que como es dentro es fuera, también en el exterior está proliferando un individualismo insano en el que cada cual libra su propia batalla. Es urgente recuperar de alguna manera el espíritu comunitario de nuestros ancestros y adaptarlo a los tiempos modernos.

Debemos comprender que más que cuidarnos para nuestro propio bien, como células de los «órganos» de la Tierra, tenemos que cuidarnos por el bien común para ayudar a otras células que tenemos al lado por pura resonancia. *Si tú te cuidas, me estás cuidando a mí.* Esto es coherencia y una muestra del «todos somos uno».

La individualidad bien entendida suma al grupo y este siempre suma a la unidad y crea algo extraordinario, que es la salud de todos.

En países más avanzados en los que aparentemente hay otra conciencia, como los nórdicos, comprenden esa realidad, y normalmente si las personas están enfermas procuran reposar en casa para no contagiar a otras «células». Pero si gozas de salud, por favor sal y contagia al resto. De hecho, cuanto te cuidas estás tan orgulloso de ti mismo que solo tienes ganas de que los demás se pongan a cuidarse e intentas convencer a todo el mundo. Aunque más interesante que decir que vas a cuidarte es que lo hagas, y que sean los demás los que te pregunten qué te ha pasado que te ven tan bien, pues así los contagiarás con tu vibración.